BEARDIFY

DER ULTIMATIVE RATGEBER FÜR BARTTRÄGER

Josef Gütlinger

Disclaimer:
Die Inhalte des Werkes wurden sorgfältig und nach bestem Gewissen erstellt. Alle Quellen und Studien, die zur Erstellung dieses Buches herangezogen wurden, wurden vorher ausgiebig überprüft und für qualitativ hochwertig befunden. Der Verlag und der Autor können weder Haftung für Personen-, Sach- noch Vermögensschäden übernehmen. Beachten Sie, dass der Inhalt dieses Werkes auf der persönlichen Meinung des Autors basiert, dem Unterhaltungszweck dient und nicht mit Unternehmensberatung gleichgesetzt werden darf. Gleichwohl kann für die Aktualität, Vollständigkeit und Richtigkeit der Informationen keine Gewähr übernommen werden. Da ich auf solche Inhalte keinen Einfluss haben, kann für die fremden Inhalte keine Gewähr übernommen werden. Für die Inhalte und die Richtigkeit der Informationen ist stets der jeweilige Informationsanbieter der verlinkten Webseite verantwortlich. Alle zur Verfügung gestellten Informationen (alle Gedanken, Prognosen, Kommentare, Hinweise, Ratschläge etc.) dienen allein der Bildung und der privaten Unterhaltung. Eine Haftung für die Richtigkeit kann in jedem Einzelfall trotzdem nicht übernommen werden. Sollten die Leser dieses Werkes sich die angebotenen Inhalte zu eigen machen oder Ratschlägen folgen, so handeln sie eigenverantwortlich.

Inhaltsverzeichnis

Vorwort

Wenn du das hier lest, planst du entweder dir einen Bart wachsen zu lassen, bist gerade dabei oder zählst dich bereits zu der Riege an erfahrenen Bartträgern.

In diesem Buch habe ich all das Wissen zusammengetragen, das ich durch jahrelanges Pflegen und Wachsen meines Bartes gesammelt habe. Es begleitet dich vom glatt rasierten Gesicht bis hin zum prächtigen Vollbart und behandelt dabei alles, was diese Änderung mit sich bringt.

Aber auch versierte Bartträger kommen auf ihre Kosten, denn so befinden sich in diesem Buch ausführliche Ratgeber zu den typischen Bartproblemen, mit welchen jeder Mann mit einem Bart früher oder später zu kämpfen hat. Dabei beschränke ich mich nicht nur auf die Bartpflege, sondern zeige dir auch, wie du den Bart perfekt stylen kannst.

Apropos Bartstyling. Falls du mal etwas anderes ausprobieren möchtest oder dich einfach nur inspirieren lassen möchtest, findest du in einer Liste von über 40 Bartstilen bestimmt das Passende für dich. Dabei unterstütze ich dich mit detaillierten Anleitungen, wie diese zu stylen sind, und für wen sie sich besonders gut eignen.

Schau auch gerne auf meinem Blog Beardify.de vorbei. In diesem findest du noch viele andere Artkel rund um den Bart.

IN 9 WOCHEN ZUM BART

Falls du dich dazu entschlossen hast, dir einen prächtigen Vollbart stehenzulassen, bist du genau an der richtigen Stelle. In diesem Kapitel begleite ich dich vom glatt rasierten Gesicht bis hin zur perfekt gestylten Bartpracht und gebe dir Tipps und Informationen zu jeder Etappe deines Vorhabens. Dabei behandele ich nicht nur typische Bartprobleme, auf die du dabei stoßen wirst, sondern gehen auch auf die damit verbundene Bartpflege ein.

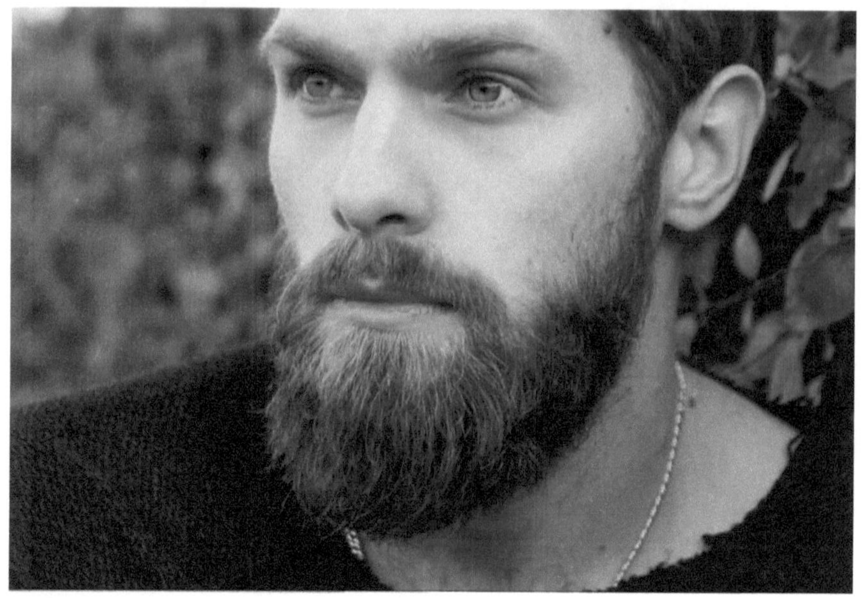

Was du vorher wissen solltest

Bevor wir uns direkt in die Details stürzen, möchte ich dir ein paar grundlegende Tipps mit auf den Weg geben:

- **Sei geduldig**: Wenn du nur eine Sache aus diesem Ratgeber mitnimmst, dann Folgendes. Es erfordert viel Geduld und Willensstärke sich einen Bart wachsen zu lassen, da dieser bei den meisten Männern nicht von Anfang an gut aussehen wird. Aus diesem Grund brechen viele Männer auch nach kurzer Zeit wieder ab und schöpfen damit nie das volle Potenzial ihres Bartes aus. Tatsächlich dauert es eine Weile, bis sich der Bartwuchs über das ganze Gesicht hinweg ausbreitet und an Dichte gewinnt, womit man erst nach fünf Wochen beurteilen kann, ob der Bart zu einem passt.

- **Finger weg vom Trimmer**: In den ersten fünf Wochen solltest du den Bart unangetastet lassen und nicht ans Trimmen denken. Nur auf diese Weise hast du später eine gute Grundlage, um den Bart richtig zu trimmen und eventuell auf andere Bartstile zu wechseln.
- **Bartpflege ab dem ersten Tag**: Ein Bart braucht viel Pflege, um gesund zu bleiben und gepflegt auszusehen. Wenn du dich von Anfang an mit der entsprechenden Bartpflege beschäftigst, werden dir auch viele typischen Bartprobleme wie zum Beispiel Juckreiz erspart bleiben. Alles, was du dazu tun musst, ist einige Schritte in deine Morgenroutine zu integrieren. Sobald du dich daran gewöhnt hast, wird die Bartpflege wie von selbst vonstattengehen und auch nicht viel Zeit beanspruchen.

Wie lange es dauert sich einen Vollbart wachsen zu lassen

Sobald du den Entschluss gefasst hast dir einen Bart wachsen zu lassen, stellt sich natürlich die Frage wie lange das überhaupt dauern wird. Leider kann ich dir dazu keine eindeutige Antwort geben, da sich das Bartwachstum von Person zu Person unterscheidet und von vielen unterschiedlichen Faktoren abhängig ist.

Im Durchschnitt wachsen Barthaare um **0,4 mm pro Tag, also ungefähr 1,2 cm im Monat**, wobei nicht jedes Haar gleich schnell wächst. Mit diesem Bartwachstum würde man nach ungefähr **zwei bis vier Monaten** von einem Vollbart sprechen. Wie bereits erwähnt kann das bei dir länger oder kürzer dauern und folgende Aspekte haben darauf einen Einfluss:

- **Gene**: Wenn dein Vater bereits mit einem prächtigen Vollbart gesegnet war, stehen die Chancen gut, dass es bei dir genauso sein wird. Aber auch wenn dieser ohne Bartwuchs auskommen musste, heißt das nicht, dass du das gleiche Schicksal teilen musst. Sehe es einfach als einen Faktor unter vielen anderen.

- **Alter:** Im Normalfall beginnt der Bartwuchs im Alter zwischen 14 und 18. Danach entwickelt er sich stetig weiter und hat den Höhepunkt zwischen 25 und 35. Wenn du also unter 35 bist und an bestimmten Stellen im Gesicht keinen Bartwuchs hast, besteht noch immer Hoffnung. Für diejenigen, die sich bereits im jungen Alter einen Bart stehen gelassen und diesen schlussendlich wieder abrasiert haben, lohnt sich ein erneuter Versuch. Auch nach diesem Zeitraum ist es durchaus noch möglich, dass neue Barthaare sprießen, wobei die Chance dafür immer niedriger wird.

- **Ernährung**: Eine ausgewogene und gesunde Ernährung wirkt sich nicht nur positiv auf die Gesundheit deiner Gesichtshaut und der Barthaare aus, sondern auch auf das Bartwachstum. Achte darauf, dass du genügend Proteine zu dir nimmst und deinen Körper durch Obst und Gemüse mit Vitaminen versorgst. Zu Lebensmitteln mit einem hohen Proteinanteil gehören unter anderem Fleisch, Fisch und Nüsse. In diesem Zusammenhang solltest du natürlich auch auf übermäßigen Alkoholkonsum und auf Rauchen verzichten, das sich beides negativ auf dein Hautbild auswirkt.

- **Stress und Schlaf:** Zu viel Stress und zu wenig Schlaf wirken sich auf viele Aspekte deines Lebens aus, wozu auch das Bartwachstum zählt. Versuche also stressige Situation so weit wie möglich zu vermeiden. Ein hohes Stresslevel steht oft mit Schlafmangel in Verbindung, weswegen es umso wichtiger ist, jeden Tag mindestens acht Stunden ununterbrochenen Schlaf zu finden. Das stärkt nicht nur dein Immunsystem, sondern hilft dir auch Stress abzubauen.

- **Sport:** Zu einem der wesentlichsten Faktoren für das Bartwachstum zählt das Hormon Testosteron. Vereinfacht ausgedrückt, ist das Barthaar dichter und dicker, wenn der Testosteronspiegel höher ist. Solange du allerdings nicht auf Steroide oder andere Mittel zurückgreifst, ist es relativ schwierig, diesen stark zu beeinflussen. Damit möchte ich aber nicht zum Gebrauch von diesen Substanzen raten, da es noch eine Alternative gibt. Grundsätzlich wird nämlich vor allem durch Sport und einen aktiven Lebensstil mehr Testosteron ausgeschüttet, was dem ganzen Körper inklusive deiner Gesichtsbehaarung zugutekommt.

Ich möchte an dieser Stelle aber keine falschen Hoffnungen schüren und klarstellen, dass ein dichter Vollbart letztendlich nicht für jeden realisierbar ist. Falls deine Vorfahren dir in dieser Hinsicht "schlechte" DNA übertragen haben und du bisher ohne jeglichen Bartwuchs auskommen musstest, wird sich wahrscheinlich daran nichts Gravierendes ändern. In jedem Fall kannst du es zumindest versuchen und gegebenenfalls den Rasierer zücken, wenn es nicht klappt.

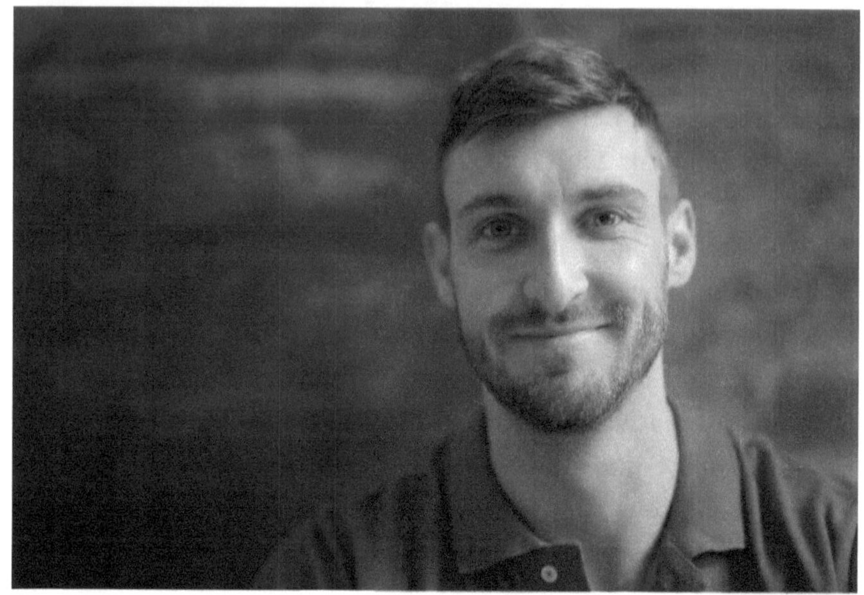

Die Anfangsphase (Woche 0-2)

Aller Anfang ist leicht, denn du musst am Beginn nur auf den Rasierer verzichten und die ersten Barthaare ungestört sprießen lassen. Nach ein bis zwei Wochen wirst du auch schon einen Drei-Tage-Bart vorfinden, welcher dich laut einer Studie des "Journal of Evolutionary Biology"[1] im Vergleich zum glattrasierten Gesicht bereits attraktiver und maskuliner wirken lässt.

Den Juckreiz stoppen

Sobald der Bart etwas an Länge gewinnt, wird er mit hoher Wahrscheinlichkeit auch anfangen zu jucken. Aber keine Sorge -

---

[1] https://onlinelibrary.wiley.com/doi/full/10.1111/jeb.12958

das ist ganz normal und mit ein paar Tricks kannst den Juckreiz größtenteils vermeiden.

Viele Männer gehen davon aus, dass umso länger der Bart wird, desto mehr er in Zukunft jucken wird. Mit dieser Denkweise folgt auch bald wieder der Griff zum Rasierer. Tatsächlich ist aber das Gegenteil der Fall. Deine Haut hat sich nämlich anfangs noch nicht an die spitzen Barthaare gewöhnt, welche ständig in Kontakt mit dieser sind und daran kratzen. Erschwerend kommt noch dazu, dass die Haut unter dem Bart schneller austrocknet und kurze Barthaare sich noch nicht so gut legen, was wiederum zu juckenden Hautirritationen führen kann.

Ich möchte ehrlich mit dir sein - ganz wird dir der lästige Juckreiz vermutlich nicht erspart bleiben. Mit der richtigen Bartpflegeroutine wirst du ihn aber definitiv erträglich machen können. Eine besonders wichtige Rolle dabei spielt Bartöl, welches die Barthaare nicht nur weicher macht, sondern die Haut auch wieder mit ausreichend Feuchtigkeit und anderen wertvollen Nährstoffen versorgt. Zudem solltest du die Finger vom Gesicht lassen und so wenig wie möglich daran zu jucken. Das Kratzen bringt zwar kurzfristig etwas Erleichterung, sorgt aber dafür, dass der Bart zukünftig noch mehr juckt.

Nach ungefähr vier Wochen solltest du fast keinen Juckreiz mehr verspüren, da sich die Haut allmählich an den Bart gewöhnt hat. Wenn dieser nicht aufhört oder der Bart später noch mal verstärkt anfängt zu jucken, können auch andere Ursachen wie Schuppen und Spliss der Auslöser dafür sein. Weitere Ursachen und was du sonst noch gegen das Jucken tun kannst, findest du in einem separaten Kapitel.

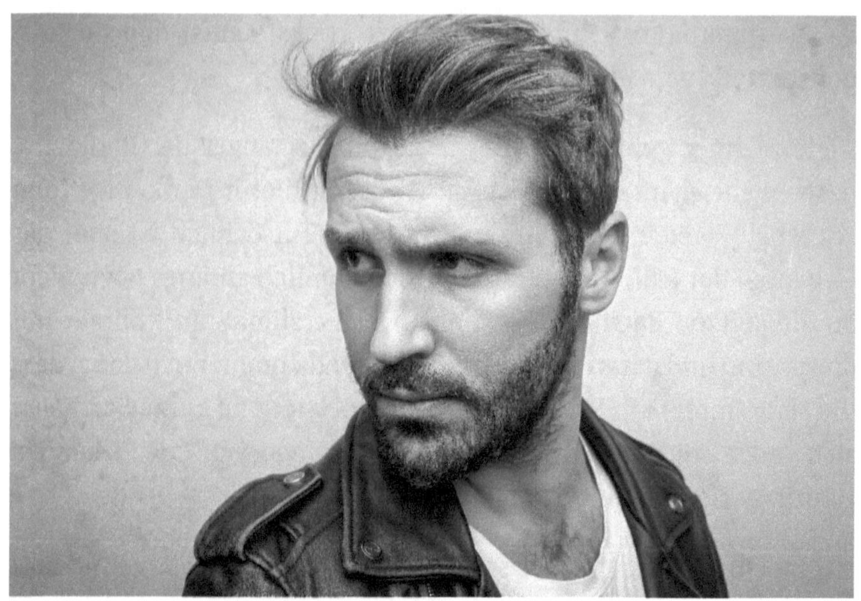

Der unbeholfene Übergang (Woche 2-5)

Vom einfachen Start kommen wir nun auch schon zur schwierigsten Phase auf dem Weg zum Vollbart. Dein Umfeld wird spätestens jetzt auf dein Vorhaben aufmerksam werden und eventuell auch Kritik ausüben, welche sogar zutreffend sein kann. Rufe dir dann in Erinnerung, dass nur in den seltensten Fällen ein Bart von Tag 1 an, perfekt aussieht. Ganz im Gegenteil, denn mit jedem Tag werden die wachsenden Barthaare den Bart dichter wirken lassen und Lücken füllen.

Auch wenn es verführerisch erscheinen mag, das eine oder andere Barthaar zu trimmen oder eine Kontur zu bereinigen, versuche die Finger vom Trimmer zu lassen. Nur so hast du später die beste Basis, um deinen Bart in Form zu bringen oder andere Bartstile auszuprobieren.

Lücken im Bart

Ob nun in den Medien, im eigenen Umfeld oder auch hier in diesem Buch - wo man auch hinsieht, erblickt man prächtige Bärte ohne jegliche Lücken. Viele anstrebende Bartträger haben die Erwartungshaltung, dass auch der eigene Bart nach ein paar Wochen so aussieht und sind dementsprechend enttäuscht, wenn an bestimmten Stellen keine oder nur wenige Barthaare sprießen. Aus diesem Grund verabschieden sich leider viele auch direkt wieder vom Bart und kommen zu dem Entschluss, dass sie sich einfach keinen Bart wachsen lassen können.

Tatsächlich durchlebt fast jeder Bartträger diese Phase und hatte Zweifel an dem ganzen Vorhaben. Ein Bart benötigtet nämlich vor allem eines, und zwar Zeit. Es ist durchaus möglich, dass der Bartwuchs an bestimmten Stellen im Gesicht langsamer ist oder erst zu einem späteren Zeitpunkt einsetzt. Nichtsdestotrotz wirst du wahrscheinlich auch Lücken vorfinden, welche genbedingt für immer frei von jeglichem Bartwuchs bleiben. Über die Zeit hinweg werden deine anderen Barthaare sich über diese Lücken legen und so den Eindruck eines dichten Bartes vermitteln. Zusätzlich kannst du auch mit einem Bartkamm etwas nachhelfen und sie auf diese Weise richtig platzieren.

Keanu Reeves ist ein Paradebeispiel für eine Person mit einem unvollkommenen Bart, welcher nicht nur sichtbar große Lücken hat, sondern es teilweise auch an Übergängen fehlt. Trotz starker Kritik von vielen Seiten, entschied er sich dafür den Bart weiter wachsen zu lassen. Wenn man heute Bilder von ihm betrachtet, ist der Bart nicht wiederzuerkennen und er beweist so auf beeindruckende Weise, wie sich etwas Geduld auszahlen kann. Falls dich also mal die Zweifel plagen und eine Hand schon auf dem Rasierer liegt, versuche Ruhe zu bewahren und deinem Bart noch etwas mehr Zeit zu geben. Rufe dir in diesen Situationen in Erinnerung, dass die meisten Bartträger die gleichen Probleme durchstehen mussten.

Natürlich gibt es auch jene Fälle, in welchen der Bart auch nach einigen Monaten noch immer nicht zufriedenstellend aussieht. Glücklicherweise können mit dem richtigen Styling auch solcher Bärte hervorragend aussehen und sich vom typischen Vollbart abheben. Es existiert eine breite Auswahl an Bartstilen und so ist fast für jeden Bartwuchs was dabei. Wenn beispielsweise deine Wangen weitestgehend frei von Gesichtsbehaarung bleibt, kannst du den Anker-Bart probieren. Der Verdi bietet sich dagegen an, falls der Übergang zwischen Oberlippenbart und dem restlichen Bart fehlt. Selbstverständlich hält dich auch nichts davon ab deinen eigenen Bartstil zu kreieren und so aus der Menge an uniformen Bärten herauszustechen. Weitere Methoden, um die kahlen Stellen im Bart zu schließen oder zumindest zu kaschieren, findest du in einem anderen Kapitel.

Am wichtigsten ist, dass du selbst mit dem Ergebnis zufrieden bist und dich mit den Imperfektionen in deinem Bart abfinden kannst. Übrigens bist du selbst wahrscheinlich dein größter Kritiker. Meiner Erfahrung nach sind sogar Bartträger mit einem beinahe perfekten Bart oft unzufrieden und machen kleine Makel aus, welche für andere Leute gar nicht sichtbar sind.

Umgang mit Kritik

Wenn du damit anfängst, dir einen Bart wachsen zu lassen, wirst du früher oder später auf Kritik von anderen Leuten stoßen. Diese kann sich auf die Länge, die Farbe oder auf kahle Stellen innerhalb des Bartes beziehen.

Gerade am Anfang wird diese auch nicht unbegründet sein - solange du nicht in der Genlotterie gewonnen hast, wirst du Stellen im Gesicht mit weniger oder ganz ohne Bartwuchs haben. Gibst du deinem Bart aber etwas Zeit, um sich zu entwickeln, werden diese Stellen weniger sichtbar werden, da sie vom restlichen Bart überdeckt werden oder Barthaare erst nach einer Weile anfangen dort zu sprießen.

Am einfachsten kannst du diese Phase überstehen, indem du im No Shave November damit anfängst und du auf diese Weise immer direkt eine Erklärung parat hast. Falls du jobbedingt immer top gepflegt aussehen musst, kann es sich anbieten, im Urlaub mit dem Bart zu starten. Natürlich kannst du auch sonst jederzeit damit loslegen, denn Menschen entwickeln und ändern ihr Äußeres ständig und das ist auch gut so. Dabei ist es egal, ob es sich beispielsweise um die Kleidung, die Frisur oder eben um den Bart handelt.

In den meisten Fällen wirst du mit diesen Tipps jegliche Kritik direkt unterbinden können und die Übergangsphase gut überstehen. Manchmal kann es sich jedoch, als schwierig erweisen die Partnerin von dem neuen Bart zu überzeugen - vor allem dann, wenn sie dich noch nie mit einem gesehen hat. Nutze als Argument, dass du einfach etwas Neues ausprobieren möchtest und dich auch im Detail über das Thema informiert hast. Weiters könnt ihr auch miteinander vereinbaren, dass ihr euch noch mal unterhaltet, sobald ein bestimmter Zeitraum vergangen ist und der Bart aus der Anfangsphase herausgewachsen ist.

Gib also nicht sofort auf, wenn du auf negative Kommentare stößt. Letztendlich ist es am wichtigsten, dass du mit deinem Bart glücklich bist und nicht was andere denken. Falls du deinem Bart genug Zeit gegeben hast, um sein volles Potenzial auszuschöpfen, und er dir am Ende nicht gefällt, kannst du ihn noch immer abrasieren. Danach wirst du aber definitiv froh sein das Experiment eingegangen zu sein, da du in Zukunft keine Gedanken daran verlierst, was du möglicherweise verpasst hast.

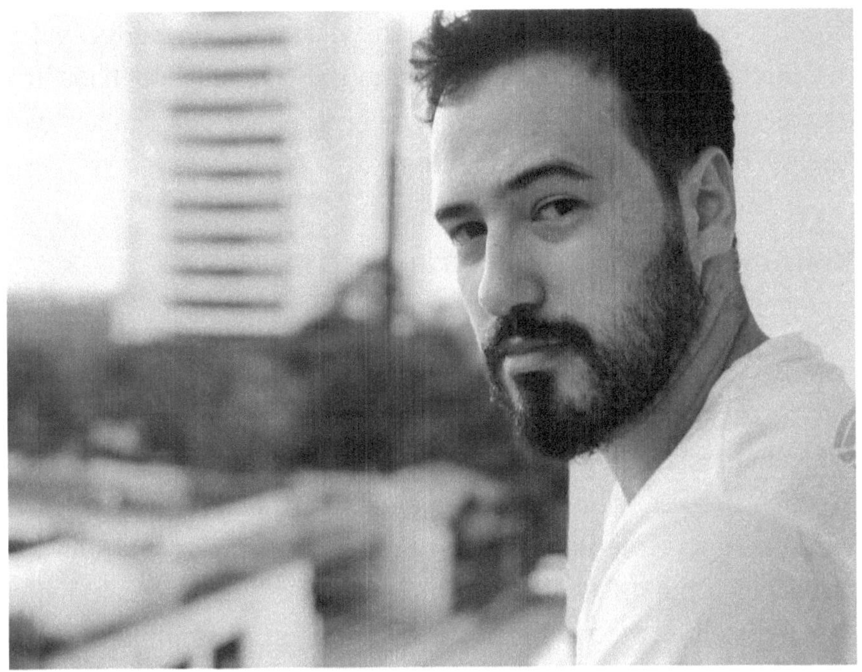

Den Bart in Form bringen (Woche 5-9)

Nach ungefähr fünf Wochen hast du den Übergang vom glatt rasierten Gesicht zum Bart überstanden und kannst dich nun dem spaßigen Teil widmen. Aus persönlicher Erfahrung vermute ich, dass du das eine oder andere Mal bestimmt daran gezweifelt hast, ob ein Bart überhaupt etwas für dich ist. Wahrscheinlich wolltest du mithilfe eines Barttrimmers auch schon ein paar Nachbesserungen durchführen. Wenn du dich aber unter Kontrolle halten konntest, hast du jetzt die beste Ausgangslage, um deine Gesichtsbehaarung in einen prächtigen Vollbart zu verwandeln.

Du wirst bestimmt auch bemerken, dass es immer schwieriger wird, den Bart unter Kontrolle zu bekommen. Nachfolgend habe ich deswegen ein paar Tipps gesammelt, um den Bart über den Tagesverlauf hinweg glatt zu halten.

Konturen bilden und Bart trimmen

Wenn du dich an den Ratschlag gehalten hast und bisher die Finger von Barttrimmer und Schere gelassen hast, hast du nun eine hervorragende Basis, welche du nun noch in die richtige Form bringen musst. Du wirst merken, dass Lücken aus den ersten Wochen aufgrund von darüberliegenden Barthaaren nicht mehr so auffallen und feine Barthaare an Stellen gewachsen sind, die dir bisher noch nie aufgefallen sind. Das sorgt allerdings auch dafür, dass einzelne Barthaare abstehen und in Kombination mit unsauberen Konturen den Bart ungepflegt aussehen lassen.

Falls du bereits zufrieden mit der aktuellen Länge deines Bartes bist und diese beibehalten möchtest, kannst du den Bart mithilfe eines Barttrimmers auf eine gleichmäßige Länge bringen und deinen Look durch regelmäßiges Trimmen aufrechterhalten. Wie du wahrscheinlich schon gemerkt hast, sind Barthaare nämlich nicht alle gleich und können unterschiedlich schnell wachsen. Du musst dir übrigens keine Sorgen machen, dass dein Bart durch das Trimmen weniger dicht aussieht. Ganz im Gegenteil, denn im Normalfall wird durch die einheitliche Länge der Eindruck einer höheren Dichte vermittelt, da unter anderem längere abstehende Barthaare entfernt werden.

Ich persönlich bevorzuge einen Vollbart zum kürzeren Pardon und empfehlen dir natürlich auch, an diesem dranzubleiben. Das bedeutet in diesem Fall, dass wir soviel wie möglich von der Länge der Barthaare beibehalten wollen und nur abstehende Barthaare, welche sichtlich herausstechen, kürzen. Kämme dazu zuerst deinen Bart, um ihn so gut wie möglich zu glätten, und versuche danach die wegstehenden Haare vor dem Spiegel ausfindig zu machen. Nutze zum Trimmen eine Bartschere, da du im Gegensatz zum Barttrimmer damit deutlich mehr Kontrolle hast und deinen Bart ganz gezielt stylen kannst. Nimm dir allerdings genügend Zeit dafür und schneide vor allem am Anfang eher weniger als zu viel ab. Im Nachhinein kannst du noch immer nachjustieren und mehr abschneiden.

Unabhängig davon, ob du den Vollbart weiter wachsen lässt oder nicht, musst du dich definitiv um die Halslinie kümmern. Lege dazu einen oder zwei Finger direkt über deinen Adamsapfel am Kehlkopf und merke dir diese Stelle. Trimme dann ausgehend von diesem Punkt mithilfe eines Rasierers oder Barttrimmer eine Linie. Auch hier ist es wiederum empfehlenswert eher weniger als zu viel zu trimmen und sich dadurch nach und nach zum gewünschten Endergebnis hinzuarbeiten.

Bartschablone als Hilfsmittel

Gerade als Anfänger kann es sich als schwierig erweisen den richtigen Ansatz für die Wangen- und Halslinie zu finden und auf beiden Gesichtshälften exakt gleich und gerade zu rasieren. Eine Bartschablone ist dabei ein hervorragendes Hilfsmittel, da es dir zum einen die Position der Konturen vorgibt und auch sicherstellt, dass du einen symmetrischer Look hinbekommst. Nach der ersten Rasur mit der Bartschablone hast du außerdem eine gute Vorlage, um die Konturen später nachzutrimmen.

So kannst du deinen Bart stylen und glätten

Fast jeder Bartträger kennt die Situation nur allzu gut, dass der Bart am Morgen in alle Richtungen steht und einzelne Barthaare im Laufe eines Tages sich selbstständig machen. Noch schwieriger haben es Männer, die generell lockiges oder welliges Haar haben und dieses auch nicht ohne Weiteres bändigen können. Ein lockiger Bart ist allerdings nicht automatisch eine schlechte Sache, da ein solcher oft aus der Menge an uniformen Vollbärten heraussticht und zu einem ganz einzigartigen Look beitragen kann. Leider passt dieses Erscheinungsbild jedoch nicht zu jedem und macht in vielen Fällen eher einen ungepflegten Eindruck, weswegen ich jeden verstehe, der einen glatten Bart bevorzugt.

Mit den richtigen Methoden ist es relativ einfach einen wilden Bart unter Kontrolle zu bringen unter der Voraussetzung, dass die Barthaare weich und gesund sind. Falls du deine Barthaare hart oder spröde sind, solltest du dich vorher um dieses Problem kümmern und deine tägliche Bartpflege überdenken. Vor allem Bartöl kann dir dabei helfen, den Bart geschmeidig zu halten. Oft können aber auch andere Faktoren wie hartes Wasser die Ursache für harte und spröde Barthaare sein und diese erfordern besondere Maßnahmen, um dagegen vorzugehen.

Solange der Bart noch nicht allzu lange ist, reicht im Normalfall ein Bartkamm und etwas Übung bereits aus, um den gewünschten Look zu erzielen. Wenn man jedoch einen ausgefallenen Bartstil hat oder einfach nur äußerst widerspenstige Haare hat, kann man einen Föhn zur Hilfe nehmen. Unter der Hitzeeinwirkung des Föhns lässt sich der Bart in die gewünschte Form bringen und hält diese auch bei. Achte aber darauf, dass du einen sicheren Abstand mit dem Föhn einhältst und die Temperatur nicht zu hochstellst. Die Hitze macht den Bart nämlich nicht nur formbar, sondern trocknet die Haut darunter auch aus. Eine Studie aus Korea[2] beweist aber, dass das Föhnen keinen Schaden verursacht, solange man das Hilfsmittel richtig verwendet.

Ein besonders gutes Ergebnis kann man mithilfe eines Bartglätters erzielen. Aufgrund der enormen Hitzeentwicklung solltest du diese Methode aber nicht für den täglichen Gebrauch anwenden und nur bei speziellen Anlässen darauf zurückgreifen. Alternativ dazu kannst du natürlich auch klassische Bart-Styling-Produkte wie Bartwichse oder Bartwachs verwenden und damit den gewünschten Look erzielen. Im Gegensatz zu den anderen Hilfsmitteln trockenen diese die Haut nicht aus und unterstützen diese vielfach sogar mit zusätzlichen Pflegeeigenschaften.

---

[2] https://www.ncbi.nlm.nih.gov/pmc/articles/PMC3229938/

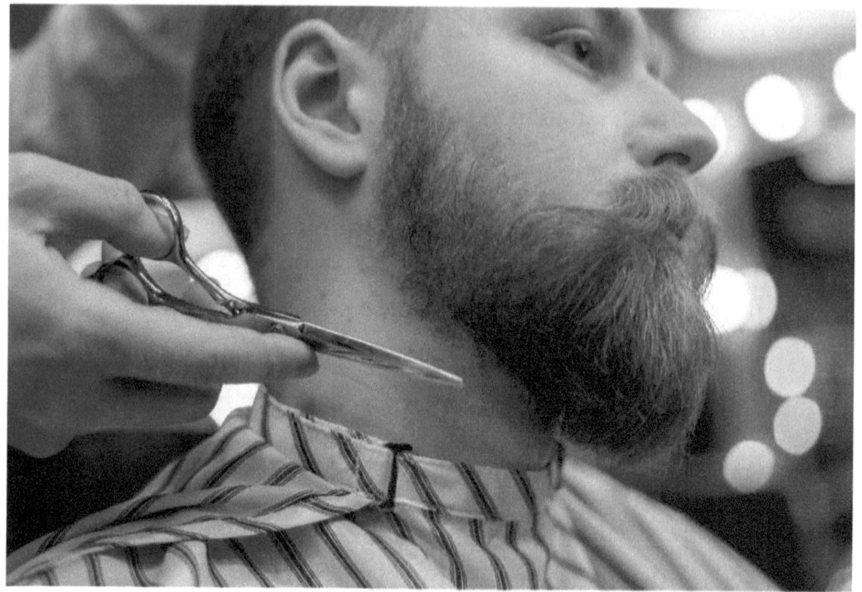

Feinschliff (Woche 9+)

Da du dich mittlerweile zu den erfahrenen Bartträger zählen kannst, hast du vermutlich auch schon Übung im Umgang mit Barttrimmer und der Bartschere. Auch die Grundsätze des Bart-Stylings und der -pflege sind dir bekannt und somit weißt du, was notwendig ist, um den Bart gesund zu halten und in die gewünschte Form zu bringen. Nun steht es dir frei deinen Bart weiter wachsen zu lassen, die Länge beizubehalten oder vom Vollbart ausgehend auf einen ganz anderen Bartstil zu wechseln.

Finde den richtigen Bartstil für dich

Die Auswahl an unterschiedlichen Bartstilen ist riesig und mit etwas Recherche findet jedermann den passenden Look. Bisher haben wir uns in diesem Buch hauptsächlich mit dem Vollbart beschäftigt, da dieser als Basis für alle anderen Bartstile agieren kann und man mit diesem genau sieht, welche Möglichkeiten einem offen stehen. Wenn es dir so geht wie den meisten Männern, werden jedoch Stellen im Bart existieren, welche weniger oder gar keinen Bartwuchs haben. Längere Barthaare können diese zwar oft verdecken, haben aber auch Limitationen. Grundsätzlich spricht allerdings nichts gegen einen Bart mit Makeln, solange du damit glücklich bist und diesen mit dem nötigen Selbstbewusstsein trägst.

Falls du dich über andere Bart-Styles informieren willst oder dich einfach nur inspirieren lassen möchtest, werfe einen Blick auf unsere umfangreiche Überblickseite. Darin findest du nicht nur Informationen zur Pflege und dem Styling der einzelnen Bartstile, sondern auch für wen diese sich am besten eignen. Für Männer mit wenig Bartwuchs auf den Wangen würde sich beispielsweise der Van Dyke oder Victor-Emanuel-Bart anbieten und falls es dir an einer Verbindung zwischen Oberlippenbart und dem restlichen Bart fehlt, wäre zum Beispiel der Balbo-Bart eine ideale Alternative. Abgesehen davon können je nach Gesichtsform bestimmte Bartstile besser zu jemanden passen als andere.

Nachdem du dich für einen bestimmten Bartstil entschieden hast, kannst du auch einen Besuch beim Barbier in Erwägung ziehen. Mit diesem kannst du dich noch mal im Detail darüber unterhalten, ob der gewünschte Look überhaupt zu dir passen würde und was ihm sonst noch an Alternativen einfällt.

Weitere typische Bartprobleme

Wie in der Anfangsphase eines Bartes, gibt es auch später typische Probleme, mit welchen Bartträger zu kämpfen haben. Meistens sind diese darauf zurückzuführen, dass die Bartpflege vernachlässigt wurde. Wenn man anfangs eventuell noch ohne diese auskommt, ist das spätestens nach einigen Monaten keine Option mehr.

Zum einen wären da Schuppen im Bart, bei welchen es sich um eine Ansammlung von abgestorbenen Hautzellen handelt. Diese weißen Flocken sehen nicht nur sehr ungepflegt aus und verteilen sich auf der Kleidung, sondern führen auch zu einem starken Juckreiz und daraus resultierenden Hautreizungen. Grundsätzlich ist es ganz normal für den Körper, die Hautzellen zu erneuern und die abgestorbenen Zellen abzusondern. Üblicherweise ist die Menge aber so gering, dass man davon nichts mitbekommt. Wenn die Haut unter dem Bart jedoch nicht regelmäßig gewaschen und versorgt wird, kann sich ein Hefepilz darauf absetzen, welcher die Hautzellerneuerung rasant beschleunigt und auf diese Weise Bartschuppen bildet.

Mit der richtigen Bartpflege kann man dieses Problem also schnell wieder in den Griff bekommen und die Schuppenbildung nach und nach reduzieren. Ganz so einfach ist es leider nicht mit Spliss im Bart. Dabei handelt es sich um sprödes Barthaar, welches an der Spitze aufgebrochen ist. Sobald sich der Spliss erst mal gebildet hat, kann man das Haar leider nicht mehr reparieren und man ist gezwungen, den beschädigten Teil abschneiden. Damit ist das Thema aber noch nicht erledigt, denn solange keine Maßnahmen gegen die Ursache ergriffen werden, wird der Spliss bald wieder auftauchen. In den meisten Fällen ist der Spliss das Resultat einer stark ausgetrockneten Haut. Versorge also deinen Bart mit ausreichend Bartöl und vermeide Aktionen, welche die Haut weiter austrocknen und belasten, wie das Färben des Bartes oder das Styling mithilfe eines Glätteisens.

Auch banale Dinge wie das Essen und Trinken kann ein langer Bart erschweren. So überlegt man sich zweimal bevor man sich ein Eis besorgt oder herzhaft in einen Burger beißt, da man Gefahr läuft, eine Sauerei im Bart zu hinterlassen.

KAPITEL 2

DIE RICHTIGE BARTPFLEGE FÜR EINEN GESUNDEN BART

Bei vielen Männern ist der Glaube verbreitet, dass man mit einem Bart weniger Aufwand am Morgen hat und sich im Vergleich zur Rasur viel Zeit erspart. Wenn man keinen Wert auf ein gepflegtes Aussehen legt und den Bart einfach dahin wuchern lässt, ist das auch tatsächlich der Fall. Alle anderen müssen sich hingegen eine morgendliche Pflegeroutine aneignen, um die Barthaare gesund zu halten und übliche Bartprobleme zu vermeiden.

Nachfolgend gehe ich im Detail drauf ein, wie diese aussehen kann. Auf den ersten Blick könnten die Schritte sehr zeitintensiv wirken, aber keine Sorge. Mit etwas Übung und Routine geht der Ablauf ganz automatisch von der Hand und ist in wenigen Minuten erledigt. Auch wenn man mit einem Drei-Tage-Bart auf diese noch weitestgehend verzichten könnte, empfehle ich dir von Anfang an damit zu starten und dich dadurch daran zu gewöhnen.

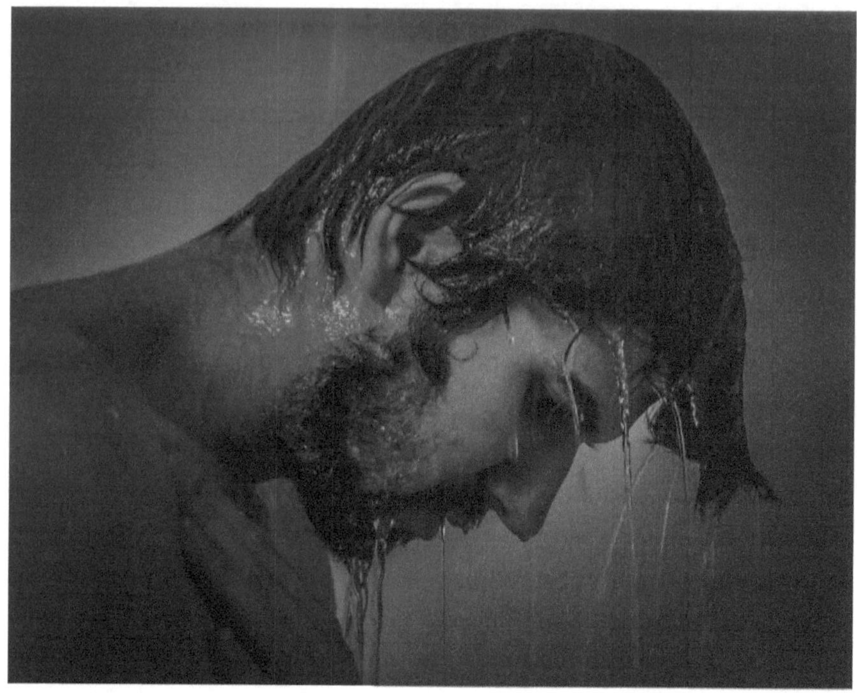

Wasche deinen Bart täglich

Bärte haben oft den schlechten Ruf, dass sich Unmengen an Bakterien und Schmutz darin tummeln. Tatsächlich ist das aber nur unter der Bedingung richtig, dass eine entsprechende Bartpflege vernachlässigt wurde. Ein gut gepflegter und regelmäßig gewaschener Bart steht dem glattrasierten Gesicht in in Sache Hygiene in nichts nach.

Doch woher kommt die Verunreinigung eigentlich? Im Laufe des Tages geben die meisten Bartträger dem Bart, ob nun bewusst oder unbewusst, unzählige Streicheleinheiten. Wenn die Handflächen kurz davor in Kontakt mit Geldscheinen oder Türklinken war, folgt hier der Transfer von vielen Keimen. Auch Essensreste finden oft ein neues Zuhause im Bart. Weiters kommt noch dazu, dass sich Bakterien aufgrund der feuchten und dunklen Umgebung ausgesprochen wohl im Bart fühlen und sich ungestört vermehren können.

Wasche aus diesen Gründen deinen Bart täglich und verwende regelmäßig ein Bartshampoo für eine besonders gründliche Reinigung. Sofern du eine sparsame Person bist, spielst du wahrscheinlich mit dem Gedanken einfach ein Haarshampoo dafür zu verwenden. Vergiss das lieber gleich wieder, da das gar keine gute Idee ist. Zwischen der Haut unter dem Bart und der Kopfhaut gibt es nämlich erhebliche Unterschiede. So ist Ersteres viel empfindlicher und kann auf die harschen Inhaltsstoffe von herkömmlichen Shampoos unter anderem mit Hautirritationen reagieren. Bartshampoos wurden dagegen eigens für die Reinigung des Barts entwickelt und verzichten oft auf chemische Mittel, welche die Barthaare zusätzlich strapazieren.

Übertreibe es aber auch nicht mit dem Bartshampoo - **zwei Anwendungen in der Woche** reichen in der Regel vollkommen aus. Trotz der milderen Inhaltsstoffe belasten Bartshampoos den Bart dennoch und befreien ihn nicht nur von jeglichem Schmutz, sondern auch von wertvollen Ölen, welche ihn weich und geschmeidig halten. Um deinen Bart nun wieder ausreichend zu versorgen, ist etwas Feuchtigkeitspflege erforderlich.

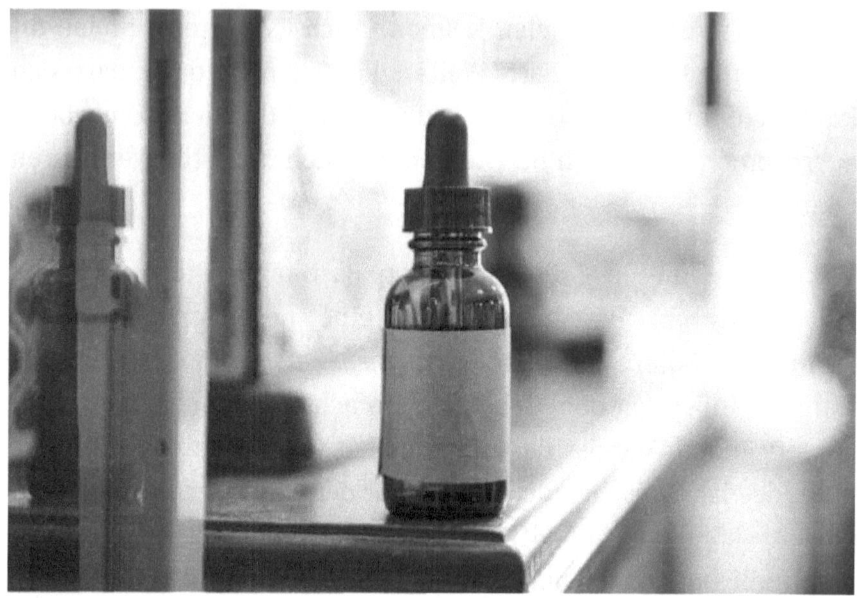

Feuchtigkeitspflege durch Bartöl

Viele typische Probleme im Leben eines Bartträgers wie Bartschuppen oder Juckreiz resultieren aus einer zu trockenen Haut unter dem Bart. Die Haarwurzeln in deinem Gesicht produzieren ständig sogenannten Talg, welcher die Barthaare nicht nur von äußeren Einflüssen schützt, sondern die Haut auch mit wichtigen Nährstoffen und Ölen versorgt. Je länger der Bart wird, desto mehr Talg wird benötigt. Zudem können auch äußere Faktoren wie Hitze und Kälte zu einem raschen Austrocknen der Haut beitragen. Das Problem dabei ist, das der Körper ab einem gewissen Punkt einfach nicht mehr in der Lage ist, selbst genügend Talg zu produzieren - genau da kann man ihm allerdings mithilfe von Bartöl unter die Arme greifen.

Abgesehen von den gesundheitlichen Aspekten macht Bartöl die Barthaare auch weich und geschmeidig, wodurch sie weniger abstehen und einen gepflegteren Eindruck hinterlassen. Zu guter Letzt verleiht es dem Bart auch noch einen angenehmen Duft, was vor allem die Partnerin erfreuen könnte.

Die Auswahl an Bartölen ist riesig und kann auf den ersten Blick für Neulinge etwas überwältigend wirken. Bevor du allerdings zum erstbesten Produkt greifst, solltest du dir über ein paar Dinge bewusst sein. Prinzipiell handelt es sich bei Bartölen nicht um komplexe Kosmetikprodukte, sondern um eine relativ simple Mischung aus verschiedenen natürlichen Ölen. Sie kommen fast immer ohne jegliche Chemie aus und man unterscheidet bei diesen Ölen zwischen Basisölen, welchen den größten Anteil haben, und ätherischen Ölen.

Da sich einige Basisöle für bestimmte Anwendungsfälle besonders gut eignen, ist es sinnvoll vorher einen Blick auf die Inhaltsangabe zu werfen und das entsprechende Bartöl aufgrund der eigenen Bedürfnisse zu wählen. Jojobaöl eignet sich beispielsweise besonders gut für empfindliche Haut, wohingegen Arganöl außerordentlich wirksam einer Schuppenbildung entgegenwirkt und Hautprobleme mindern kann. In meinem umfangreichen Testvergleich befasse ich mich nicht nur im Detail mit der Wirkung der verschiedenen Öle, sondern kläre auch sonst alle Fragen rund um das Wundermittel.

Grundsätzlich kannst du Bartöl ab dem ersten Tag verwenden, wobei anfangs ein oder zwei Tropfen vollkommen ausreichen. Sobald der Bart an Länge gewinnt und du trockene Haut feststellst, kannst du die Menge erhöhen. Achte bei der Anwendung darauf, dass du das Bartöl gründlich im Bart verteilst und auch die Haut darunter erreichst.

Bartbalsam als Alternative

Die Chancen stehen gut, dass du im Zusammenhang mit Bartöl auch schon von Bartbalsam gehört hast. Im Großen und Ganzen verfolgt dieses das gleiche Ziel, und zwar die Versorgung des Bartes mit Feuchtigkeit und wertvollen Nährstoffen. Durch den Zusatz von Wachsen ist die Konsistenz im Vergleich zum Bartöl allerdings fester und es verleiht dem Bart dadurch etwas mehr Halt. Die Betonung liegt auf "etwas", da es keinesfalls ein Ersatz für ein separates Stylingprodukt wie Bartwichse ist und in erster Linie ein Pflegeprodukt bleibt. Prinzipiell spricht also nichts dagegen Bartbalsam, statt Bartöl zu verwenden. Einige Bartträger wenden auch beide Produkte in kleineren Mengen zur gleichen Zeit an, um von den Vorzügen beider Produkte zu profitieren.

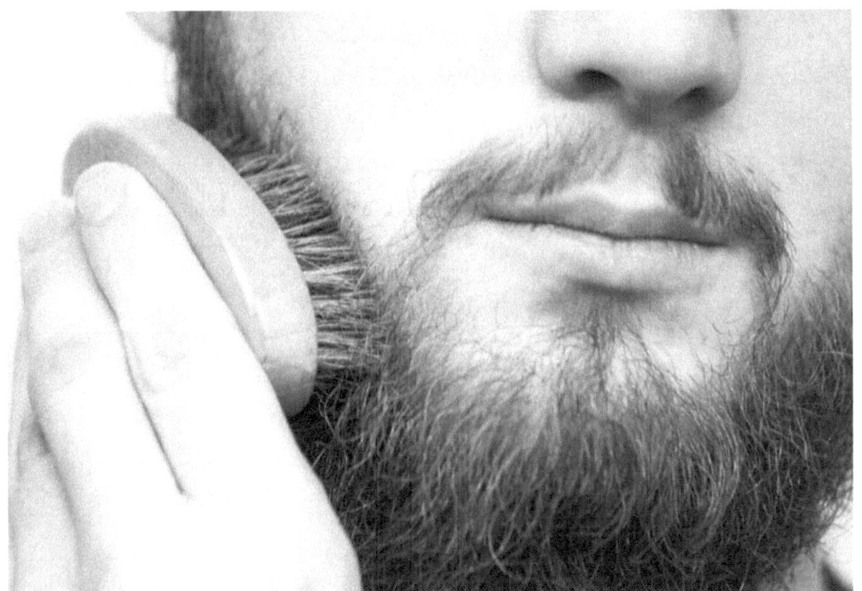

Kämme und bürste deinen Bart regelmäßig

Das Kämmen und Bürsten des Bartes fühlt sich nicht nur angenehm an, sondern hat auch noch andere positive Effekte. Zunächst befreist du deinen Bart dadurch von grobem Schmutz wie beispielsweise Essensresten und abgestorbenen Hautzellen, welche sich unangetastet zu Bartschuppen zusammenschließen können. Außerdem wird durch das Bürsten sowohl der körpereigene Talg als auch das Bartöl von der Hautoberfläche aufgenommen und auf die einzelnen Barthaare verteilt. Dies bietet den Barthaaren wiederum zusätzlichen Schutz und hält sie gesund und seidig weich.

Natürlich hat die regelmäßige Bartpflege mithilfe eines Bartkamms nicht nur gesundheitliche Vorzüge, sondern kann dir auch dabei helfen einen wilden Bart unter Kontrolle zu bringen. Wenn der Bart für einen längeren Zeitraum ungekämmt bleibt, besteht das Risiko, dass sich Knoten unter den Barthaaren bilden und diese sich krümmen. Das macht nicht nur einen äußerst ungepflegten Eindruck, sondern kann im schlimmsten Fall auch zu eingewachsenen Barthaaren führen. Durch das Kämmen löst du diese Knoten und stellst sicher, dass sich die Barthaare richtig legen und ohne Probleme weiterwachsen können. Falls das Styling nach dem Kämmen noch nicht zufriedenstellend ist, kannst du auch noch auf weitere Methoden zurückgreifen, um den Bart glatt zu bekommen.

Grundsätzlich eignet sich eine Bartbürste besser, um die Öle im Bart zu verteilen und um einen kurzen Bart in Form zu bringen. Ab einer gewissen Länge des Bartes ist es allerdings sinnvoll zu einem Bartkamm zu greifen, da man damit mehr Kontrolle hat. Dafür kannst du übrigens auch einen herkömmlichen Haarkamm verwenden, solange dieser aus hochwertigen Materialien besteht. Kämme aus billigem Plastik oder Metall können aufgrund von mikroskopisch kleinen Kanten entlang der Zinken mehr Schlechtes als Gutes anrichten und das Barthaar unnötig strapazieren.

KAPITEL 3

BARTSTILE

Wenn man heutzutage durch die Straßen geht, fällt es auf, dass viele modebewusste Männer wieder Bärte in den unterschiedlichsten Längen und Formen tragen. Da nicht zu jedem Männergesicht jede Bartform passt, findest du in diesem Kapitel den perfekten Bart für dich. Wenn dir mehrere Bartstile gefallen, spricht auch nichts dagegen diese zu kombinieren und dadurch deinen ganz eigenen Style zu kreieren.

10-Tage-Bart

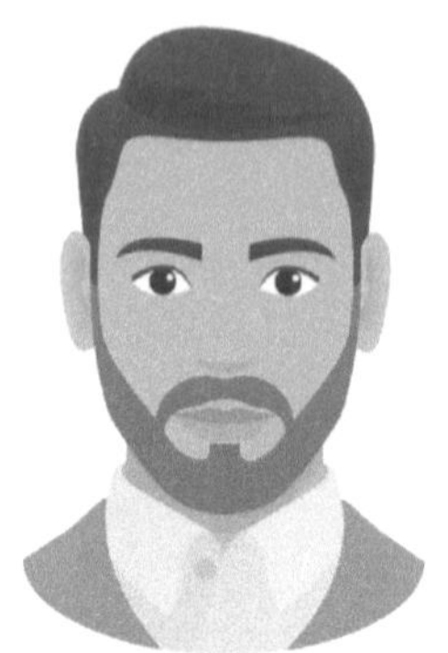

Der 10-Tage-Bart ist längere
Version des 3-Tage-Bartes und
gleichzeitig die Vorstufe zum
richtigen Vollbart. Nach nur zwei
Wochen Bartwuchs wirkt dein
Gesicht mit ihm maskuliner und
markanter.

Viele Männer vernachlässigen leider bei diesem Bartstil jegliche
Bartpflege, obwohl diese bei einer solchen Bartlänge bereits
notwendig ist. Etwas Bartöl kann Wunder gegen einen juckenden
Bart wirken und den Bart glatt und geschmeidig machen. Nutze
dann noch einen Trimmer, um den Bart auf der gleichen Länge zu
halten und die Konturen festzulegen.

Der 10-Tage-Bart sieht zwar gut aus und erfordert nicht viel
Aufwand, ist aber gleichzeitig auch nichts Besonderes, weshalb
man ihn überall sieht. Er eignet sich jedoch perfekt dafür, um sich
mit dem Gedanken eines längeren Barts anzufreunden und
irgendwann den 10-Tage-Bart in einen der vielen anderen
Bartstile zu verwandeln.

Anker

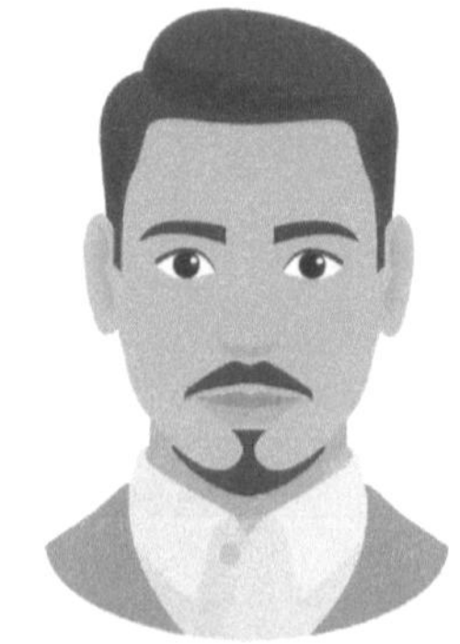

Den Anker-Bart oder auch Anchor-
Bart genannt zeichnet die Form
eines Ankers als klare Kinnkontur in
Kombination mit einem
Oberlippenbart aus. Es ist viel
Übung und Zeit notwendig, um den

Ankerbart richtig hinzubekommen, da er sich aus vielen verschiedenen Bartstilen wie Chin Strap, Goatee, Soul Patch und Schnurrbart zusammensetzt. Die Kinnpartie verläuft dabei seitlich nur wenige Zentimeter nach oben, um die Ankerform beizubehalten.

Damit der Anker auch als solches erkennbar ist, müssen außerdem die Konturen regelmäßig nachgezogen werden und zu lange Barthaare getrimmt werden. Je nach Länge des Oberlippenbartes musst du möglicherweise auch noch mit Bartwichse nachhelfen, um ihn in Form zu halten. Die Komplexität in Kombination mit dem Pflegeaufwand sind wahrscheinlich auch Grund dafür, dass man den Ankerbart relativ selten sieht. Dafür beeindruckt aber ein perfekter Ankerbart umso mehr und sticht definitiv aus der Menge heraus.

Um ein paar Inspirationen für den Ankerbart zu bekommen, musst du dich nicht auf den Weg zum Hafen machen. Viele prominente Personen wie Hugh Jackman oder David Beckham trugen ihn bereits und können dir als Vorlage für den eigenen Ankerbart dienen.

Backenbart

Der legendäre Backenbart ist nicht nur für Rocker und Biker, sondern auch für jeden, der mit einem ungewöhnlichen Bart Aufmerksamkeit erwecken möchte. Er lässt dich lässig wirken und gibt deinem Gesicht eine markante Note.

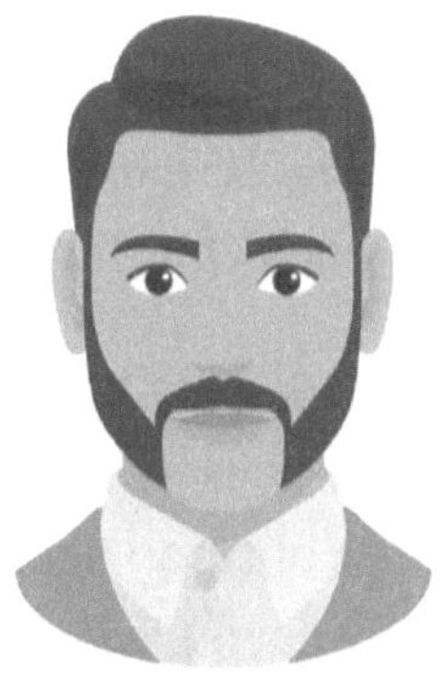

Wie der Name vermuten lässt, stehen beim Backenbart die Backen im Vordergrund. Damit er von Anfang an gut aussieht, fange zuerst mit einem Vollbart an und rasiere dann die Kinnpartie ab. Die Koteletten bedecken vollständig die Wangen und werden über einen Oberlippenbart verbunden. Ein leichter Stoppelbart am Kinn ist kein Problem und lässt den Backenbart natürlicher wirken. Lass die Kinnpartie aber nicht zu lange wachsen, ansonsten wird aus dem Backenbart schnell wieder ein seltsamer Vollbart.

Falls du dich für den Backenbart entscheidest, musst du diesen aber auch authentisch rüberbringen. Ansonsten macht der Backenbart schnell einen peinlichen Eindruck und verfehlt die eigentliche Idee dahinter komplett.

Balbo

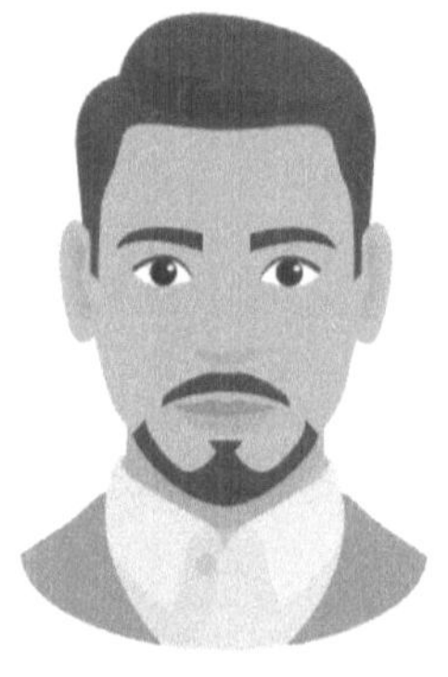

Der Balbo-Bart hat seinen Namen Italo Balbo, ein italienischer General während des Zweiten Weltkriegs, zu verdanken. Dieser Bartstil ähnelt teilweise dem Anchor Bart, wobei hier der Übergang vom Soul Patch zum Kinnbart breiter ist und der Chin Strap, also der Bart entlang dem Kinn, weiter nach oben verläuft. Falls dann noch der nötige Bartwuchs vorhanden ist, können auch Oberlippenbart und Kinnbart verbunden werden.

Um dir einen Balbo-Bart zu schneiden, lasse dir einfache einen Vollbart wachsen und rasiere die Koteletten ab. Danach bessere noch die Konturen nach und trimme den Bart auf die richtige Länge. Abhängig davon, wie wild der Bart wächst, sollte der Pflegeaufwand sich in Grenzen halten.

Der berühmteste Vertreter des Balbo-Bartes ist Robert Downey Jr. und er zeigt auch perfekt, wie einprägsam dieser Bart wirken kann.

Bandholz

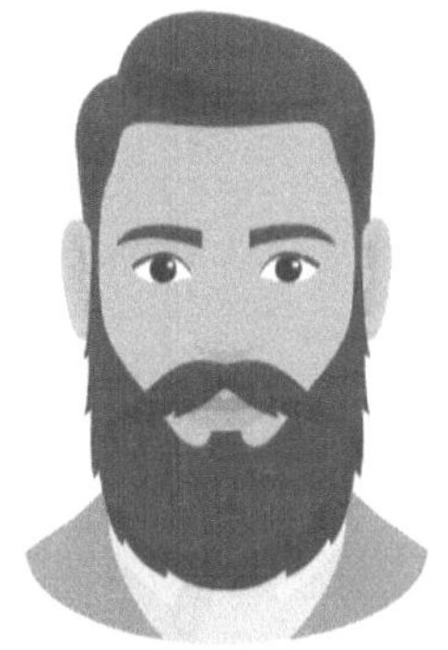

Der Bandholz-Bart wurde nach Eric Bandholz benannt und erfordert viel Geduld. Eric ist der Gründer des amerikanischen Unternehmens Beardbrand, welches diverse Bartpflegeprodukte herstellt und vertreibt. Oft wird der Bandholz-Bart auch als Holzfäller-Bart bezeichnet und erfreut sich in der Hipster-Szene an großer Beliebtheit.

Falls du dich für den Bandholz-Bart entscheidest, kannst du jegliche Hilfsmittel zum Schneiden und Trimmen des Bartes erst mal beiseitelegen. Nach ein paar Monaten kannst du kleine Nachbesserungen machen und ein paar widerspenstige Barthaare mit der Schere abschneiden - belasse es aber auch dabei.

Da du den Bandholz-Bart für einen langen Zeitraum nicht trimmst und er dadurch ungepflegt aussehen kann, ist es umso wichtiger, dass du die richtige Bartpflege mit Bartöl und Bartshampoo anwendest. Wenn du diese Zeit aber durchstehst, wirst du mit einem prächtigen Bart belohnt.

Bleistift

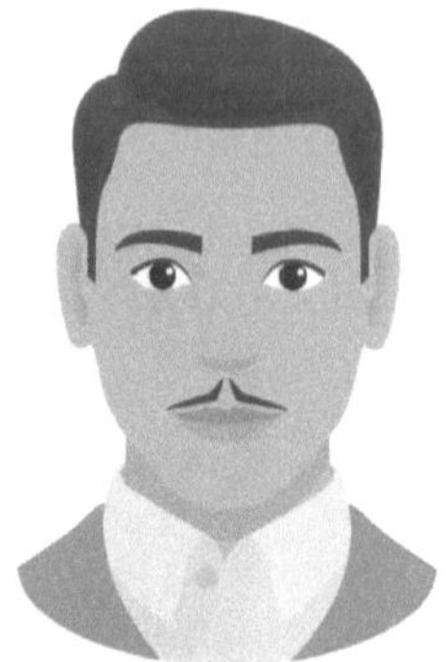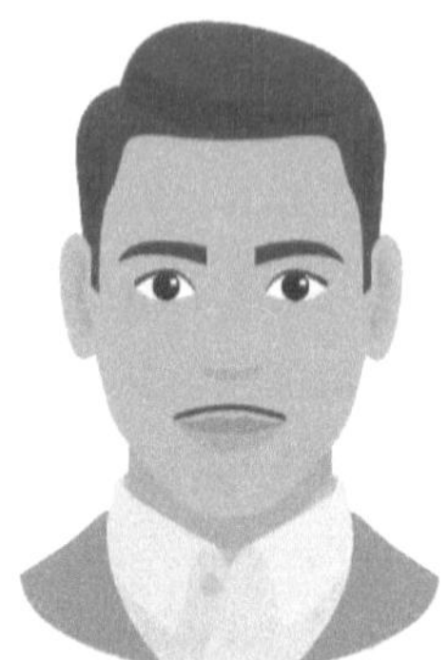

Dieser kleine aber feine Oberlippenbart hat seinen Namen nicht von ungefähr. Er ist nur so breit wie ein Bleistift und schmeichelt besonders schmalen Gesichtern, indem er ihnen mehr Fülle verleiht.

Der Bleistift existiert in vielen unterschiedlichen Varianten. So kann je nach Präferenz über und unter dem Oberlippenbart ein kleiner Bereich frei rasiert werden oder auch die vertikale Rinne direkt unter der Nase, das sogenannte Philtrum, abrasiert werden. Grundsätzlich ragt der Bart aber nicht über die Mundwinkel hinaus und wird relativ kurz gehalten. Glücklicherweise macht ihn das auch zu einem der pflegeleichtesten Oberlippenbärte, da durch die kurze Bartlänge keine Styling-Produkte notwendig sind.

Wie damals schon der US-amerikanische Schauspieler Clark Gable bewies, hat der Bleistift einen ganz eigenen Charme und versprüht Souveränität und einen Hauch von Romantik. Zuletzt hat auch Brad Pitt in Inglorious Basterds mit einer etwas moderneren Version viele Männer davon überzeugt, dass der Bleistift auch in der heutigen Zeit seinen Platz hat.

Bösewicht

Analog zum Revolverheld gibt es auch das böse Pardon - den Bösewicht Schnurrbart. Er entspricht dem ikonischen Schnurrbart des typischen Schurken aus den Western in dieser Ära. Tatsächlich macht er aber mittlerweile statt einem bösartigen eher einen lächerlichen Eindruck.

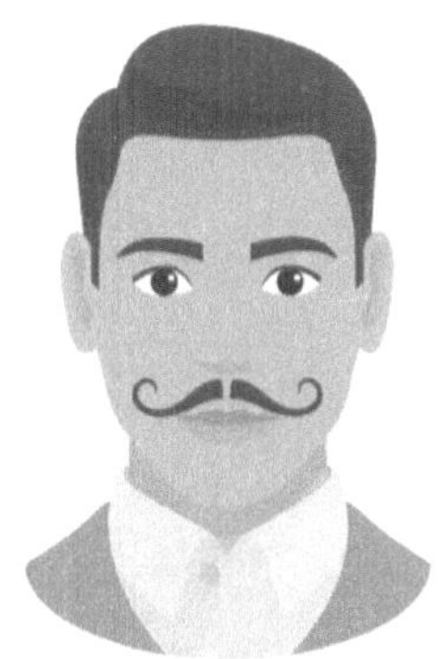

Fange mit einem normalen Oberlippenbart an und rasiere dann eine Aussparung sowohl unterhalb der Nase als auch über der Oberlippe. Lasse die Spitzen immer weiter wachsen und rolle sie mithilfe von jeder Menge Bartwichse ein. Schon siehst du aus wie ein waschechter Bösewicht.

Abseits vom Karneval habe ich diesen Oberlippenbart noch nicht gesehen. Falls du also auf die Idee kommst und dir tatsächlich einen stehen lässt, wäre ich an die Reaktionen deiner Mitmenschen gespannt.

Dali

Wie schon der Namen dieses Bartes vermuten lässt, wurde diese sehr selten kopierte Bart-Variante von dem Maler Salvador Dalí erfunden. Dieser Schnurrbart mit den hochgezwirbelten Spitzen, die Dalí als „Antennen" bezeichnete und

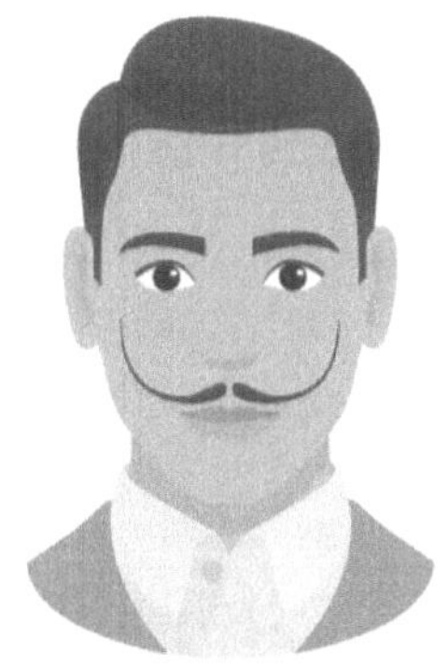

über die er, wie er meinte, göttliche Botschaften erhielt, wurde sein Markenzeichen.

Diese Bart-Variante befindet sich direkt über der Oberlippe und ist halbhoch und schmal, wobei der angewachsene Teil nicht über den Mundwinkel hinausgehen darf. Die dünnen, langen seitlichen Enden werden zu den Seiten hin hochgezwirbelt oder gerade aufgestellt. Dabei dürfen die Spitzen die Augenbrauen-Breite nicht überschreiten. Je nach Bartwuchs kann aber auch das Philtrum, das ist die vertikale Rinne, die sich unterhalb der Nase befindet, freigeschnitten werden.

Da die Pflege doch einige Zeit in Anspruch nimmt und sehr aufwendig ist, lässt sich erklären, dass der Dalí-Bart kaum kopiert wird. Wichtig ist bei der Pflege nicht nur das Trimmen, sondern zur Stabilisierung der Form die Verwendung von Bartwichse und Wachs. Dass der exzentrische Dalí-Bart trotz enormer Komplexität und eines sehr hohen Pflegeaufwandes auch von Prominenten geschätzt wird, beweisen der TV-Anwalt Ingo Lenßen, der Wissenschaftsjournalist Jean Pütz und der Fernsehkoch Horst Lichter.

Drei-Tage-Bart

Den Drei-Tage-Bart hatte wahrscheinlich jeder von uns schon mal. Einfach ein paar Tage das Rasiermesser beiseitelegen und schon ist er da.

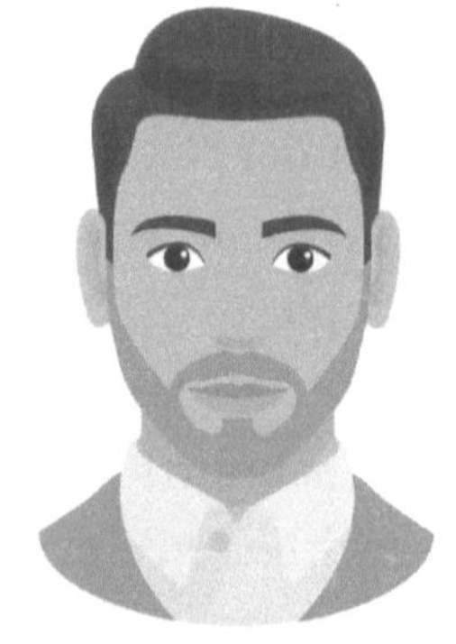

So ein paar Barthaare können aber bereits eine große Wirkung erzielen.

Diverse Studien haben bewiesen, dass Frauen den Drei-Tage-Bart viel attraktiver und maskuliner finden als den glatt rasierten Look. Das setzt aber voraus, dass es sich dabei um einen gut gepflegten Bart handelt. Die Wagenkonturen müssen dazu auf Vordermann gebracht werden und auch die Halslinie muss stimmen. Erst dann kommt der 3-Tage-Bart richtig zur Geltung und kann sein volles Potenzial ausschöpfen. Bartöl und Co sind nicht unbedingt notwendig, können aber Abhilfe schaffen, falls der Bart juckt.

Aufgrund seines minimalen Pflegeaufwands und beinahe nicht existierenden Komplexität ist dieser Bartstil sehr populär und beliebt. Falls du irgendwann dem Drei-Tage-Bart überdrüssig wirst, kannst du das Trimmen auch unterlassen und zum Vollbart übergehen.

Ducktail

Der Ducktail-Bart ist eine gepflegte und elegante Vollbartvariante mit dem gewissen Etwas. Wie du wahrscheinlich schon vermutest, hat der Ducktail nichts mit Entenhausen zu tun, sondern mit der Form eines Entenschwanzes.

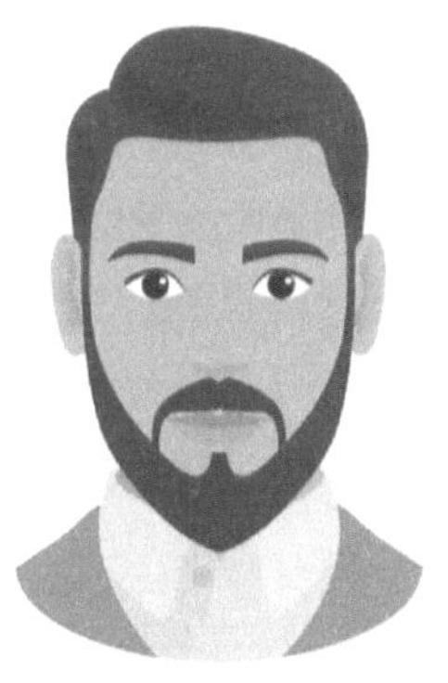

Wie jeder andere Vollbart erfordert auch der Ducktail viel Geduld, um auf die richtige Länge heran zuwachsen. Sobald diese erreicht ist, trimme die Unterseite des Bartes so, dass sie zum Kinn spitz zusammenläuft. Je nachdem was dir besser gefällt, kannst du die Spitze auch abrunden. Besonders beim ersten Versuch empfiehlt sich das, da du später immer noch etwas mehr kürzen kannst. Achte dabei besonders auf die Symmetrie, da Unregelmäßigkeiten und unsaubere Konturen bei diesem Bartstil sofort auffallen.

Für die Pflege dieses Bart-Styles sind nicht nur Bartöl und Bartshampoo ein Muss, sondern auch das regelmäßige Trimmen von abstehenden Barthaaren. Ob jung oder alt, der Ducktail ist immer beliebt und macht einen professionellen und gebildeten Eindruck.

Englischer Schnurrbart

Der englische Schnurrbart ist heutzutage eine wahre Rarität, was wohl unter anderem daran liegt, dass er zu den komplexesten und pflegeintensivsten Schnurrbärten zählt.

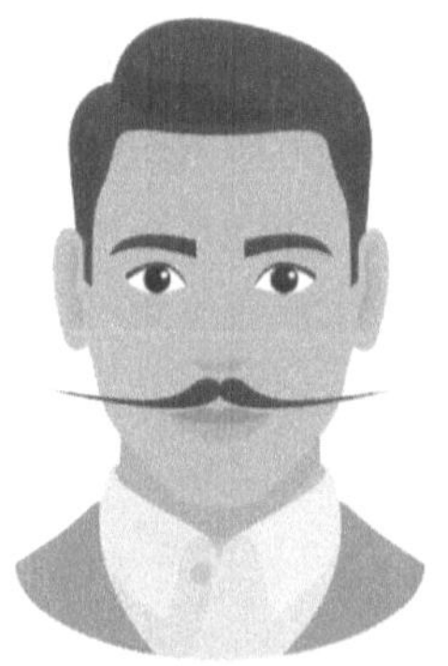

Neben reichlich Bartwuchs brauchst du auch viel Geduld, um dir einen englischen Schnurrbart stehenzulassen. Sobald du einen stattlichen Schnauzer hast, forme den Schnurrbart mithilfe einer beachtlichen Menge an Bartwichse so, dass die Enden gerade zur Seite zeigen und sich immer mehr zuspitzen. Die Länge kann dabei über das Gesicht hinausreichen, wobei kürzere Schnurrbärte meistens eleganter wirken. Der englische Schnurrbart hat im Gegensatz zum Dali deutlich mehr Volumen, da die Barthaare des gesamten Oberlippenbarts genutzt werden.

Wenn du mit deinem Bart im Rampenlicht stehen willst, dann ist der englische Schnurrbart perfekt für dich. Leute werden sich definitiv auf der Straße umdrehen, um noch einen genaueren Blick auf dieses Prachtstück eines Schnurrbartes zu werfen.

French Fork

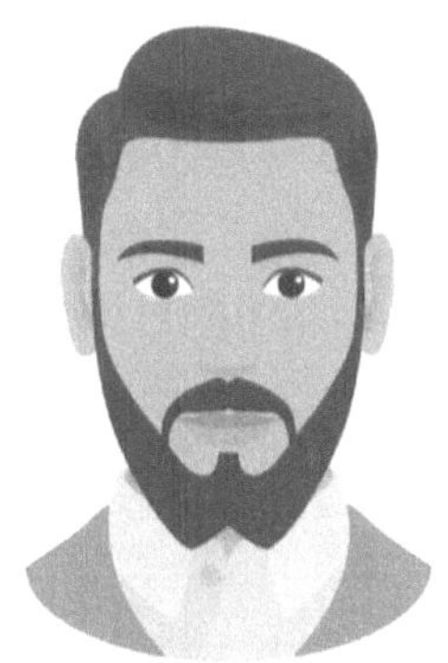

Der French-Fork-Bart ist ein extravaganter Bart, der sich sehr stark an den Vollbart orientiert. Im Gegensatz zum klassischen Vollbart zeichnet sich der French Fork durch eine mittige Teilung im Kinnbereich, die an eine Gabel mit zwei Zinken erinnert, und einem etwas zurechtgeschnittenen Schnurrbart aus. Mithilfe eines Barttrimmers kann der Bart nicht nur richtig in Form gebracht, sondern auch individuell gestaltet werden.

Dieser Bart-Style ist, wenn er richtig gepflegt wird, ein echter Hingucker, welcher das Gesicht länger wirken lässt. Allerdings ist die Komplexität anspruchsvoll und der Pflegeaufwand des French-Fork-Bartes sehr hoch. Vermutlich ist das der Grund dafür, dass dieser Bartstil im Alltag nur sehr selten anzutreffen ist. Wöchentliches zwei- bis dreimaliges Waschen des Bartes mit einem Bartshampoo sowie regelmäßiges Trimmen und Abschneiden der überstehenden Haare ist Pflicht.

Nur so ist ein gepflegter Look gewährleistet. Um den French Fork ordentlich in zwei Hälften teilen und in Form bringen zu können, ist Bartwachs eine große Hilfe. Dass der French-Fork-Bart sehr männlich wirkt und eine geheimnisvolle Aura ausstrahlt, zeigt sich beispielsweise durch Brad Pitt, der ihn schon vor mehr als zehn Jahren trug.

Fu Manchu

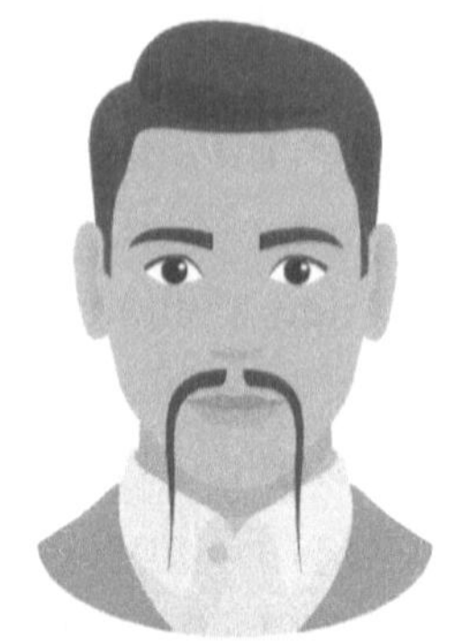

Bereits im Jahre 1923 wurde dieser Bartstil in dem Film „Der geheimnisvolle Dr. Fu Man Chu" von dem bösen Superhirn Dr. Fu Manchu getragen. Natürlich ist dieser auch der Namensgeber für diesen Bart-Style. Seither wurden immer wieder Männer inspiriert, ihr Gesicht mit dem Fu-Manchu-Bart zu zieren, wie beispielsweise der bekannte Schauspieler Christopher Lee in einem seiner Filme. Dass dieser Bart des Öfteren als Zuhälterbart bezeichnet wird, liegt wohl daran, dass er in diesen Kreisen vermehrt anzutreffen ist.

Bei dem Fu Manchu handelt es sich um einen schmalen, langen, dünnen Oberlippenbart, der unter der Nase eine Aussparung und der rechts und links vom Mund zwei, ausschließlich aus dem Haar des Oberlippenbartes herauswachsende dünne Balken aufweist. Bis die geraden herunterhängenden Enden bis zum Kinn oder darüber hinaus ragen und nach Belieben gezwirbelt werden können, dauert es jedoch einige Zeit. Bis dahin sollte man den Bart ungestört wachsen lassen, wobei man auch beim Fu Manchu nicht ganz ohne Styling auskommt.

Er ist je nach Bartwuchs und Bartdichte aller paar Tage mithilfe eines Präzisionstrimmers oder Bartschere in Form zu bringen. Dabei ist darauf zu achten, dass die Enden gleichmäßig lang sind und der Rest des Gesichtes glatt rasiert bleibt. Sowohl die Komplexität als auch der Pflegeaufwand sind also bei dem Fu Manchu sehr hoch.

Garibaldi

Nachdem der Garibaldi-Bart in den letzten Jahrzehnten an Bedeutung verloren hatte, lag er in den letzten Jahren hingegen wieder voll im Trend und ist der Inbegriff des sogenannten Hipster-Bartes.

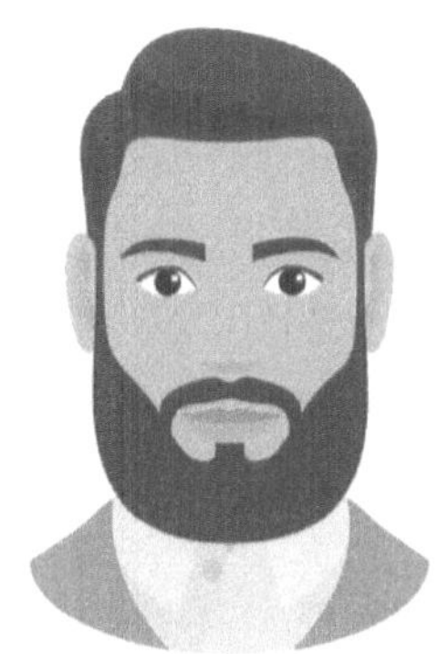

Wenn man sich ein Bild von dem italienischen Freiheitskämpfer Giuseppe Garibaldi ansieht, wird einem sofort klar, warum ein Bartstil nach ihm benannt wurde. Es handelt sich dabei um eine Vollbartvariation, bei welcher die untere Partie rund gehalten wird. Für den Trimmvorgang heißt das, dass nur abstehende Barthaare abgeschnitten werden und eine leichte Rundung bei den Wangen getrimmt wird. Ansonsten wird der Garibaldi so belassen, wie er ist.

Wie du dir schon denken kannst, dauert es eine Weile, sich einen Garibaldi stehen zu lassen. Falls du dem Garibaldi aber die nötige Zeit eingestehst und die richte Bartpflege aufrechterhältst, steht diesem großartigen Bartstil nichts im Wege.

Goatee

Der Goatee baut auf den Ziegenbart auf und erweitert diesen um einen Oberlippenbart sowie mehr Bartwuchs entlang des Kinns. Das Trimmen des Goatees gestaltet sich relativ einfach und muss auch nicht mit einer millimetergenauen

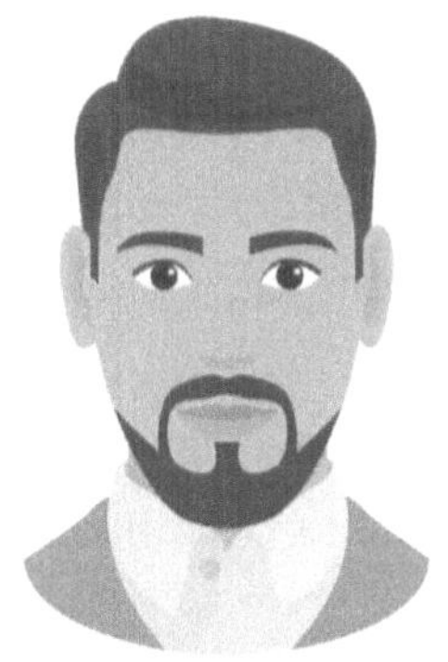

Präzision passieren. Auch bei der Länge des Ziegenbartes darfst du kreativ sein und dich ausprobieren.

Ob Brad Pitt, Johny Depp oder auch Leonardo Di Caprio - wenn du einen Blick in die Vergangenheit der Berühmtheiten aus Hollywood wirfst, wirst du sehen, dass fast jeder irgendwann mal einen Goatee getragen hat.

Mit diesem Bartstil verbinden viele Verwegenheit und Coolness. Falls diese Eigenschaften auf dich zutreffen, ist der Goatee die perfekte Wahl für dich.

Gunslinger

Der Name dieses Bartes stammt wahrscheinlich aus der Darstellung von Revolverhelden während der Hochzeit der Westernfilme in Hollywood. Dieses wagemutige und verwegene Image vermittelt der Gunslinger-Bart noch immer, wobei man ihn heute nur noch selten vorfindet.

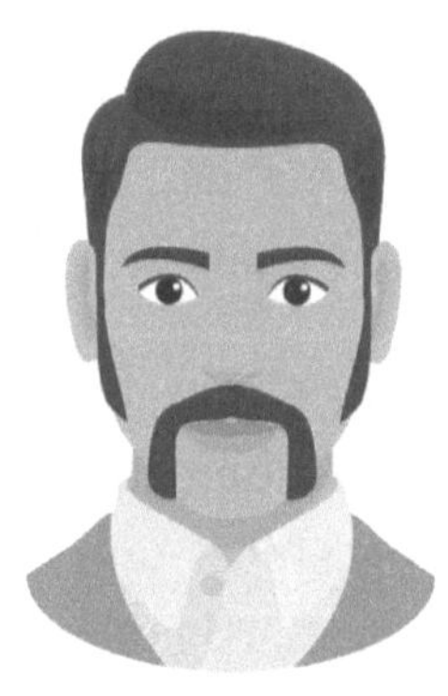

Genaugenommen setzt sich der Gunslinger aus einem Hufeisenbart und langen Koteletten, welche sich aber nicht mit dem restlichen Bart verbinden, zusammen. Damit man diese Form aufrechterhält und nicht durch einen Stoppelbart unkennbar macht, ist das ständige Rasieren und Korrigieren der Konturen notwendig. Auch der restliche Bart muss regelmäßig getrimmt werden, um ihn auf der gleichen Länge zu halten. Eines muss man dem Gunslinger jedoch lassen: Man sticht damit definitiv aus der Menge heraus und hinterlässt einen bleibenden Eindruck.

Henriquatre

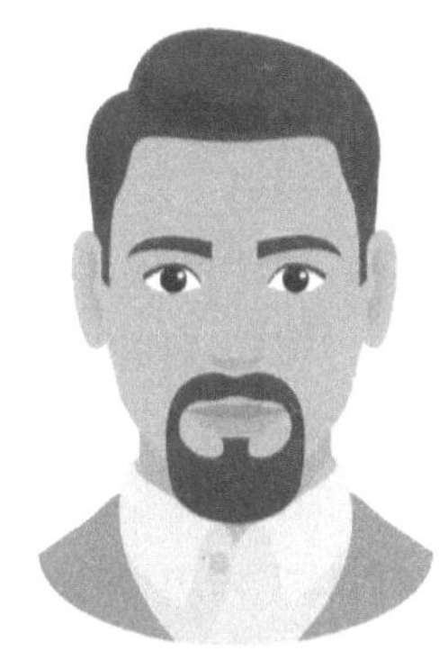

Brad Pitt, Bryan Cranston, George Clooney und unzählige andere trugen bereits ein Henriquatre und das hat auch einen guten Grund. Es lässt einen nicht nur intelligent wirken, sondern strahlt auch eine Aura von Kontrolle und Selbstbeherrschung aus. Das war womöglich auch schon dem französischen König Henrich IV bewusst, von welchem der Henriquatre seinen Namen hat.

Der Henriquatre besteht aus einem Schnurrbart, welcher kreisförmig rund um den Mund bis zum Kinn wächst. Das hört sich zwar einfach an, ist aber in der Praxis schwierig zu rasieren und erfordert viel Übung. Ich empfehle die Verwendung einer Bartschablone, um die Form richtig hinzubekommen.

Aber auch danach ist der Henriquatre recht pflegeintensiv, da die Wangen und Konturen ständig rasiert werden müssen und der Bart nicht zu lang wachsen sollte. Tut man das nicht, macht der Henriquatre schnell einen ungepflegten Eindruck und verliert an Attraktivität. Davon abgesehen empfehle ich trotzdem jedem dem Henriquatre eine Chance zu geben, um zu sehen, ob es zu einem passt.

Hufeisenbart

Obwohl der Hufeisenbart seine Trendzeit in den 60er und 70er-Jahren hatte, kann man ihn auch heute noch vereinzelt sehen. Die amerikanische Wrestlinglegende und Schauspieler Hulk Hogan machte ihn sogar zu seinem Markenzeichen. Aber auch in der Rocker- und Bikerszene ist der Hufeisenbart sehr beliebt.

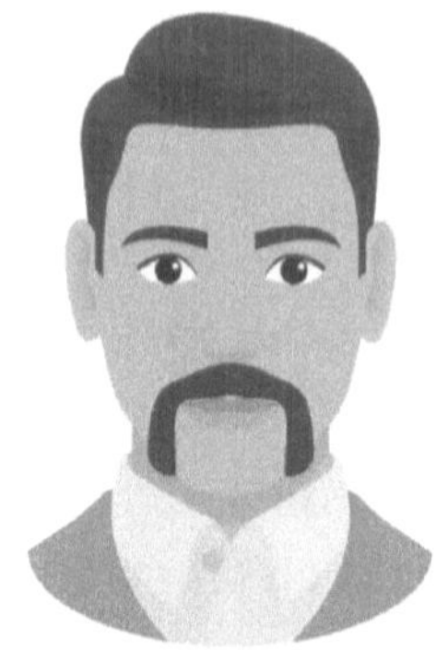

In seiner Form erinnert dieser Bart-Style an ein Hufeisen. Auf dieses tierische Accessoire geht auch der Namen des Bartes zurück. Der Hufeisenbart ist ein Schnurrbart, der dem Fu-Manchu-Bart sehr ähnlich ist. Auch er hat zwei lange, von den Mundwinkeln bis zum Kinn nach unten verlaufende Bartlinien. Allerdings werden diese aus dem, um die Mundwinkelregion stehengelassenem Haar gestylt. Wichtig ist dabei, dass die Bartkonturen nicht nur sehr gerade nach unten, sondern auch symmetrisch zur gegenüberliegenden Seite verlaufen.

Der Hufeisenbart ist zwar ein sehr einfacher Bart mit geringer Komplexität, der Aufwand, ihn zu pflegen, ist jedoch recht hoch. Je nach Bartwuchs ist dieser Bart mindestens zwei- bis dreimal in der Woche mit einem Barttrimmer sowie einem Bartkamm in Form zu bringen. Damit der Hufeisenbart weich und geschmeidig bleibt, sollte man ihn regelmäßig mit Bartöl versorgen. Alles in allem ist der Hufeisenbart ist ein zeitloser Klassiker, der sich schon seit Langem etabliert hat.

Hulihee

Der Hulihee-Bart ist eine Bart-Variante, die schon zur Zeit des amerikanischen Bürgerkrieges getragen wurde. Heute ist er nicht mehr so oft anzutreffen und hat eher Seltenheitswert. Dies liegt wohl daran, dass zwar seine Komplexität gering, aber sein Pflegeaufwand recht hoch ist.

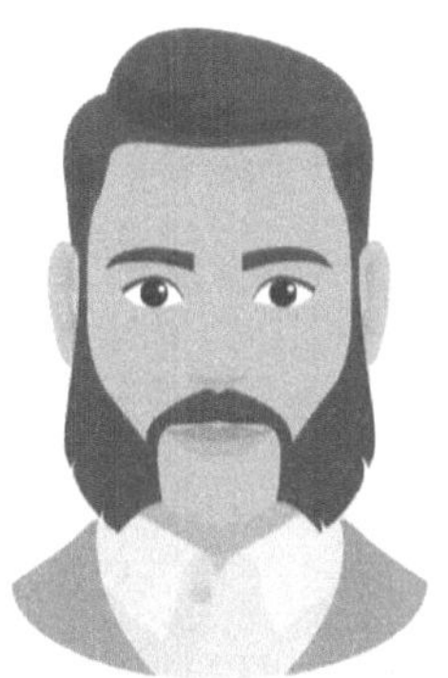

Der Hulihee ist eine Kombination aus Voll- und Schnurrbart und hat eine Länge von circa sechs Zentimetern. Allerdings wird das Kinn rasiert und glatt getragen. Es ist auch darauf zu achten, dass die Konturen vom Kinn nach oben an die Mundwinkel stets gleich sind.

Mehr Ausdruck kann man dem Bart jedoch verleihen, wenn die langen Haare am Kinn mit einer Schräge geschnitten werden. Dadurch wirkt der Bart nicht zu üppig und das Gesicht und der Gesamteindruck werden ein wenig aufgelockert. Wenn nun noch ein wenig Bartöl verwendet wird, hält man die Barthaare weich und bringt man ihn zum Glänzen. So gestylt sorgt der Hulihee-Bart für ein gepflegtes Erscheinungsbild.

Kaiser-Wilhelm-Bart

Wenn du an einen klassischen Schnurrbart denkst, hast du wahrscheinlich den Kaiser-Wilhem-Bart im Kopf. Dieser kunstvolle Zwirbelbart ist sehr elegant und kann auch in Kombination mit vielen anderen Bartstilen getragen werden.

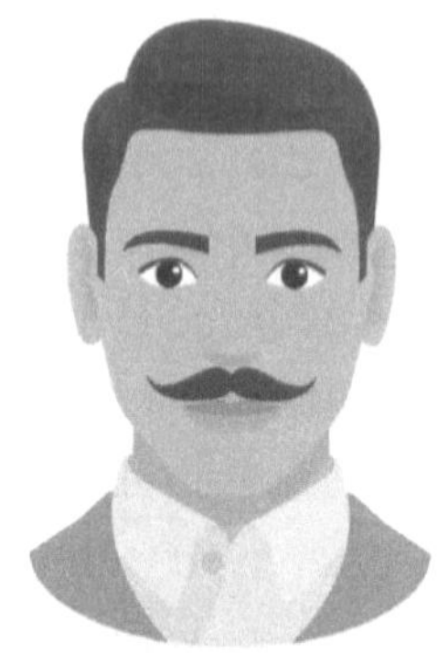

Wird der Kaiser-Wilhem-Bart alleine getragen, steht er komplett im Fokus und kommt so besser zur Geltung. Mithilfe einer Bartschere und etwas Bartwichse kannst du verschiedene Stile ausprobieren und so den für dich perfekten Zwirbelbart kreieren. Über etwas Geduld solltest du aber verfügen, da so ein einzigartiger Bart nicht in ein paar Tagen wächst.

Tatsächlich ist der Kaiser-Wilhem-Bart nicht nur in fast allen Bartmeisterschaften vertreten, sondern wurde in den letzten Jahren von zahlreiche Männern neuentdeckt und liegt damit wieder voll im Trend. Für viele ist der Kaiserbart ein Zeichen dafür, dass der Bart für sie auch ein Hobby ist und sie dieses mit vollem Stolz präsentieren wollen.

Klassischer Ziegenbart

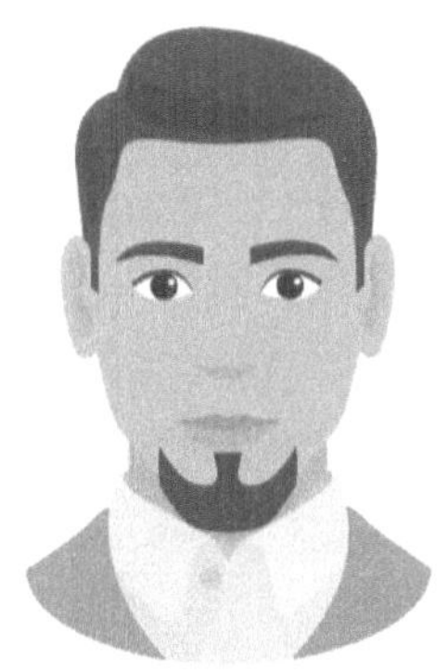

Nicht nur Männer tragen Bärte, sondern auch einige Tiere. Ein Vertreter davon ist die Ziege, welche dem Ziegenbart seinen Namen leiht.

Der klassische Ziegenbart kommt ohne einen Oberlippenbart aus und setzt sich aus einem Soul Patch und einem Kinnbart, welcher in der Länge variieren kann, zusammen. Generell erfreut sich der Ziegenbart großer Beliebtheit unter jungen Männern und ein Grund dafür ist vermutlich, dass fast jeder genug Bartwuchs für diese Bartform hat und das Trimmen leicht von der Hand geht.

Der Ziegenbart macht oft einen jugendlichen und temperamentvollen Eindruck, was wahrscheinlich vom Verhalten des Vertreters aus der Tierwelt seinen Ursprung hat. Viele der hier aufgelisteten Bartstile bauen auf den Ziegenbart auf und erweitern ihn. Somit spricht auch nichts dagegen, selbst einen klassischen Ziegenbart auszuprobieren und dann darauf aufbauend auf eine andere Bartform zu wechseln.

Koteletten

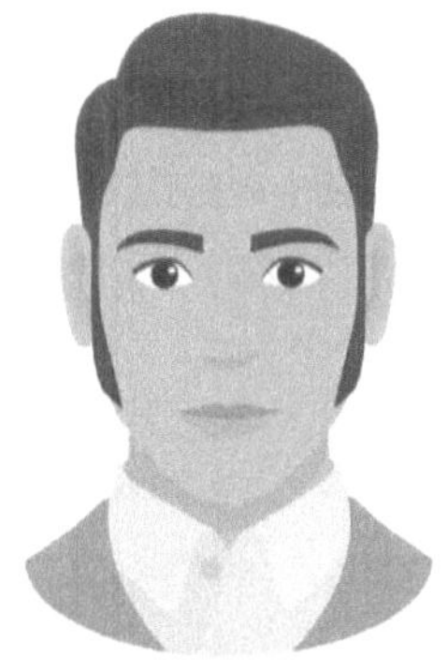

Lang lebe der King! Der legendäre Kotelettenbart von Elvis Presley war in 60er und 70er-Jahren der Inbegriff von Coolness, Lässigkeit und Rock 'n' Roll.

Als die Koteletten am Höhepunkt ihrer Popularität waren, wurden sie nicht nur von beinahe jedem Mann getragen, sondern auch in verwegenen Formen sowie in Locken eingerollt. In der heutigen Zeit findet man Koteletten relativ selten vor und falls man es tut, sind sie oft kurz und nehmen einen kleineren Teil der Wangen ein. Für das Rasieren der Koteletten ist Symmetrie das A und O. Nimm dazu am besten eine Bartschablone zur Hand, um kein Risiko einzugehen.

Generell spricht nichts dagegen, die Koteletten mit anderen Bartstilen zu kombinieren, wobei diese den Koteletten dann das Rampenlicht stehlen können. Ich habe das Gefühl, dass die Koteletten früher oder später eine Renaissance erleben werden, da sie dem Look eines Mannes einfach das gewisse Extra geben können.

Malerpinsel

Wenn man zwischen der Nase und der Oberlippe mit einem großen Pinsel malen würde, würde es wie der Malerpinsel Oberlippenbart aussehen. Der Malerpinsel ist einer der simpelsten Schnurrbärte. Du musst dir dazu nur einen 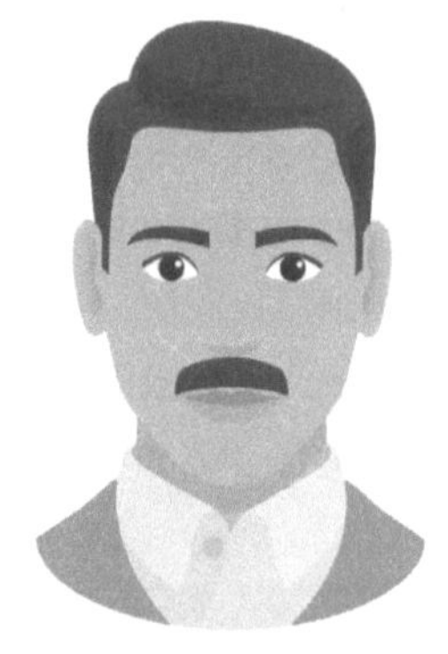 Schnurrbart wachsen lassen und alle Barthaare über der Oberlippe trimmen. Zusätzlich sollten keine Barthaare über die Mundwinkel hinauswachsen.

Bartwichse und andere Styling-Produkte sind meistens nicht erforderlich, da dieser Schnurrbart nicht allzu lang wird und von selbst die Form beibehalten sollte. Egal welchen Schnurrbart du dir wachsen lässt, wahrscheinlich wird kurzfristig der Form des Malerpinsels ähneln. Bei der Gelegenheit kannst du auch direkt sehen, ob er dir steht und du vielleicht direkt bei diesem bleibst.

Menjou

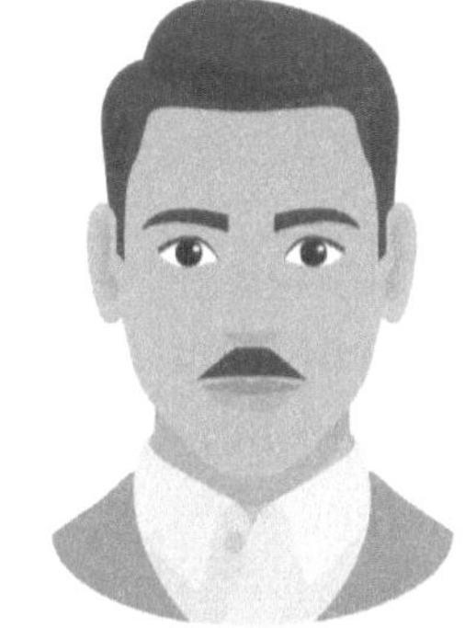

Dieser Oberlippenbart wird auch oft Lampenschirm genannt und sobald man ihn näher betrachtet, kann man schnell darauf schließen, woher der Name kommt.

Beim Menjou-Schnurrbart verläuft eine Schräge von der Nase bis zum Mundwinkel. Je nach Präferenz kann man auch den Nasenbereich breiter oder schmaler lassen und durch diese kleine Änderung den Schnauzer ganz anders wirken lassen. Die Schnurrbarthaare gehen bis zur Oberlippe und nicht über den Mundwinkel hinaus.

Im Grunde ist der Menjou wie ein seitlich abrasierter Slawenhaken-Bart. Es spricht also nichts dagegen, dass du dir zuerst diesen wachsen lässt und davon ausgehend auf den Menjou wechselst.

Rap Industry Standard

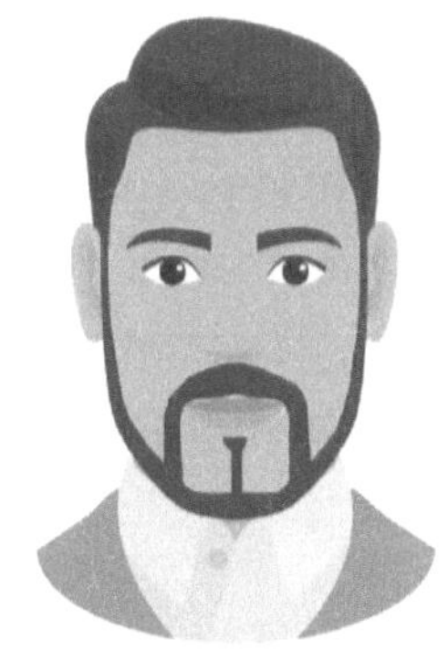

Der Rap Industry Standard ist ein kunstvoller und einzigartiger Bart, der besonders viel Arbeit und Übung erfordert. Vermehrt sieht man ihn unter Rappern wie Kanye West oder auch Prince.

Du kannst dir den RIS so vorstellen, als ob der Bart mit einem Filzstift aufgezeichnet wurde. Um diese feinen Konturen sauber hinzubekommen, ist ein hohes Maß an Präzision und ein Rasiermesser notwendig. Einige Minuten für die Nachjustierung solltest du also definitiv für die tägliche Morgenroutine einplanen. Stelle dich aber darauf ein, dass dir anfangs ein paar Fehler passieren können, da so ein filigraner Bart viel Übung voraussetzt.

Aber nicht nur in der Rapper Szene liegt der RIS voll im Trend. Immer mehr Männer finden Gefallen an diesem außergewöhnlichen Bartstil und falls du bereit bist, die nötige Arbeit und Mühe zu investieren, wirst du damit überall einen bleibenden Eindruck hinterlassen.

Schifferkrause

Die Schifferkrause ist unter vielen Namen bekannt, unter anderem als Lincoln-Bart, Chin Curtain und Lehrerbart. Es handelt sich dabei um einen sehr kreativen und maskulinen Bart, welcher dem Bartträger einiges an Selbstbewusstsein abverlangt. So 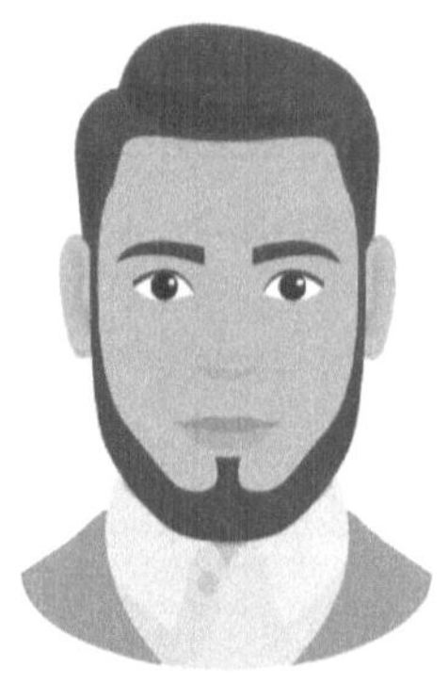 kannst du mit Asymmetrie und unterschiedlichen Barthaarlängen experimentieren und deinen ganz eigenen Look kreieren. Es muss einzig allein eine Verbindung zwischen den beiden Koteletten bestehen, damit wir von einer Schifferkrause sprechen. Man kann auch problemlos die Schifferkrause mit einem Schnurrbart kombinieren.

Bei der Schifferkrause nimmt man es generell nicht so genau und deshalb muss auch die Linienführung der Konturen nicht perfekt sein. Dadurch ist es für das Trimmen des Bartes nicht notwendig, allzu viel Zeit zu investieren.

Slawenhaken

Der Slawenhaken oder hierzulande besser bekannt als Magnum-Bart von Tom Selleck ist ein eleganter und klassischer Oberlippenbart, welcher wenig Pflege bedarf und trotzdem viel hermacht.

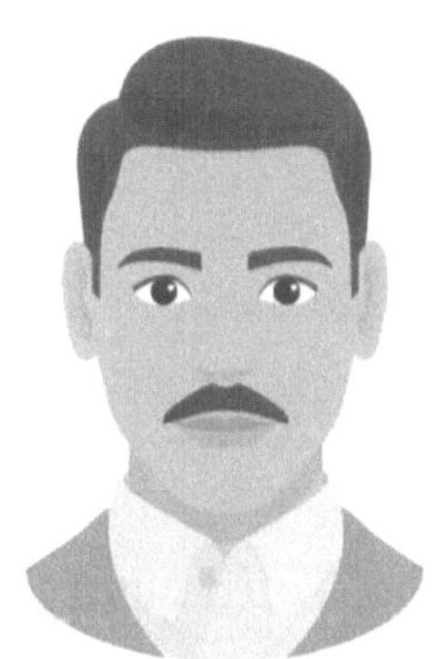

Lasse dir dazu einfach einen Schnurrbart wachsen und trimme alle Barthaare, die über die Oberlippe hinauswachsen. Oft wird der Slawenhaken auch mit einem 3-Tage Bart kombiniert und wirkt dadurch sehr maskulin. Für den klassischen Slawenhaken benötigst du auch keine zusätzlichen Stylingprodukte, wodurch er sehr pflegeleicht ist. Bartöl ist natürlich trotzdem eine gute Idee, damit er weich und geschmeidig bleibt.

Falls du also einen dichten Oberlippenbart mit dicken Barthaaren hast und sich diese im normalen Zustand nicht einrollen, ist diese Schnauzervariante die perfekte Wahl für dich.

Soul Patch

Der Soul Patch ist zwar klein und unscheinbar, kann aber trotzdem Meinungen spalten. Für die einen wirkt er sexy und smart, andere empfinden ihn wiederum als peinlich. Für viele Männer ist es auch der erste Bart und somit der Einstieg in die Welt der Bartstile.

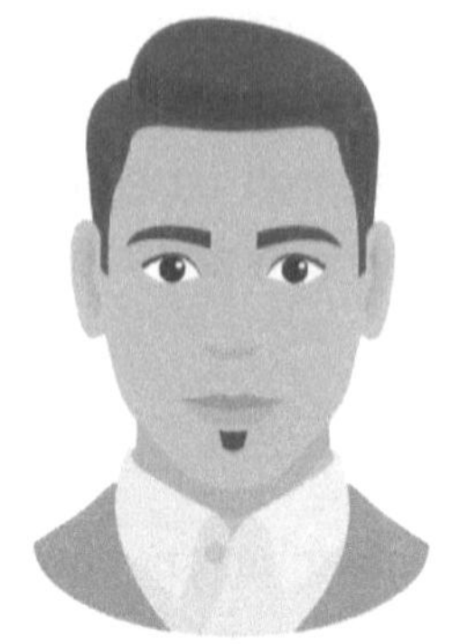

Eine Anleitung für den Soul Patch bedarf es nicht wirklich, rasiere einfach jeglichen Bart rund um den Fleck ab. Vergesse jedoch nicht, den Soul Patch zumindest einmal in der Woche kurz zu trimmen, um ihn auf der gewünschten Länge zu halten.

Dadurch das der Soul Patch so einfach zu trimmen ist und es nicht lange dauert, bis man ihn hat, ist er besonders gut für Einsteiger oder für experimentierfreudige Bartträger geeignet. Falls dir der kleine Bart dann nicht steht, kannst du darauf aufbauend auch immer noch andere Bart-Styles ausprobieren.

Sparrow

Wenn man an Piraten denkt, kommt den meisten direkt Abenteuer und die Karibik in den Sinn. Genauso ist das auch mit diesem nach Captain Jack Sparrow benannten Bart.

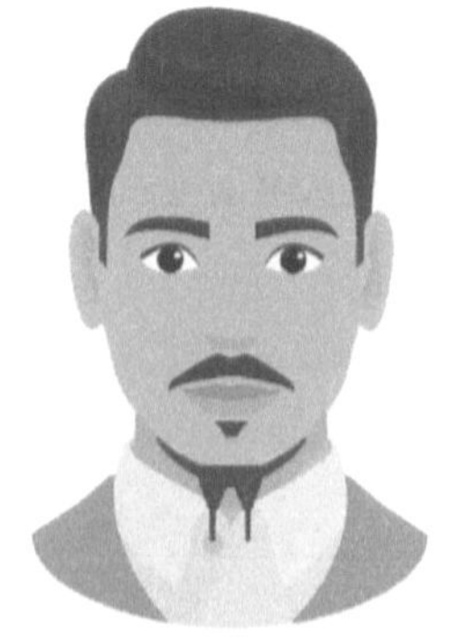

Der Sparrow setzt sich aus einem langen Ziegenbart, Soul Patch und einem Oberlippenbart zusammen. In den langen Ziegenbart werden dann noch zwei Zöpfe geflochten. Wer es ganz originalgetreu haben möchte, kann zusätzlich Bartringe in den Zopf einfädeln. Damit du die richtige Länge für die Zöpfe hast, dauert es natürlich eine Weile. Am besten fängst du mit einem Vollbart an und trimmst diesen dann, sobald die gewünschte Länge erreicht ist.

Der Aufwand des Trimmens hängt davon ab, an welcher Stelle bei dir der Bart wächst. Von Johnny Depp findet man beispielsweise keine Fotos mit einem Vollbart oder auch nur einen Ansatz davon. Der Sparrow entspricht also vermutlich seinem natürlichen Bart und ist für ihn dann relativ pflegeleicht.

Van Dyke

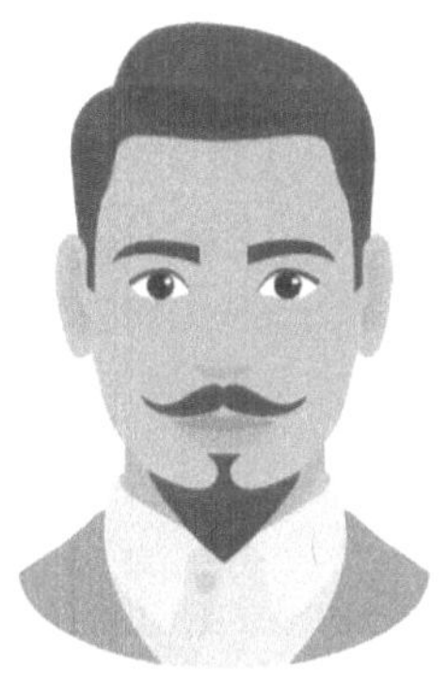

Im 17. Jahrhundert trug der Maler Anton van Dyck diesen Bart und begründete damit den klassischen Van Dyke Bartstil. Trotz seines Alters findet man diese Bartform aber sehr oft vor.

Den Van Dyke gibt es in verschiedenen Varianten, die populärste setzt sich aber aus einem Ziegenbart und einem Oberlippenbart zusammen. Sowohl der Ziegenbart als auch die Enden des Schnurrbarts laufen an den Enden spitz zusammen. Der Rest des Gesichts sollte immer glatt rasiert bleiben. Alternativ kann man den Bart auch an den Wangen wachsen lassen und so eher in Richtung eines Ducktail-Barts gehen.

Abgesehen von der Bartpflege mit Bartöl, wirst du wahrscheinlich auch Bartwichse benötigen, um die Form aufrechtzuerhalten. Wenn der Van Dyke gut gepflegt und gestylt ist, verleiht er dir einen coolen Look, der trotzdem elegant und klassisch wirkt.

Verdi

Die Italiener hatten wahrlich ein Händchen für gut aussehende Bärte, denn auch diese Vollbartvariante stammt von einem. Der Komponist Giuseppe Verdi kombinierte einen Vollbart mit einem gezwirbelten Oberlippenbart und kreierte so den Verdi.

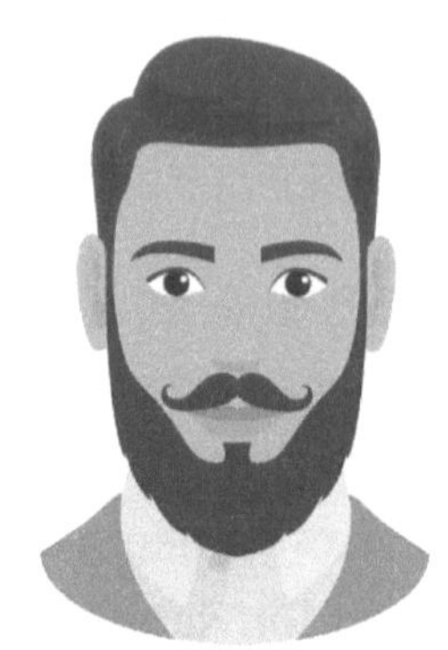

Der Verdi ist ein absoluter Hingucker und räumt immer gut ab bei den alljährlichen Bartmeisterschaften(ja, diese gibt es tatsächlich). Er eignet sich perfekt für diejenigen, die bereits einen Vollbart haben und diesen aufwerten wollen.

Wer diesen prachtvollen Vollbart möchte, muss aber auch etwas Geduld haben und sich mit der nötigen Bartpflege beschäftigen. Die untere Partie des Vollbartes gehört regelmäßig getrimmt und abstehende Barthaare müssen mit der Bartschere entfernt werden. Außerdem ist Bartwichse ein Must-have um den Schnurrbart zu zwirbeln und den Look zu perfektionieren. Viele Vollbartträger zwirbeln sich den Oberlippenbart auch nur für spezielle Anlässe und belassen es sonst bei einem normalen Vollbart.

Victor-Emanuel-Bart

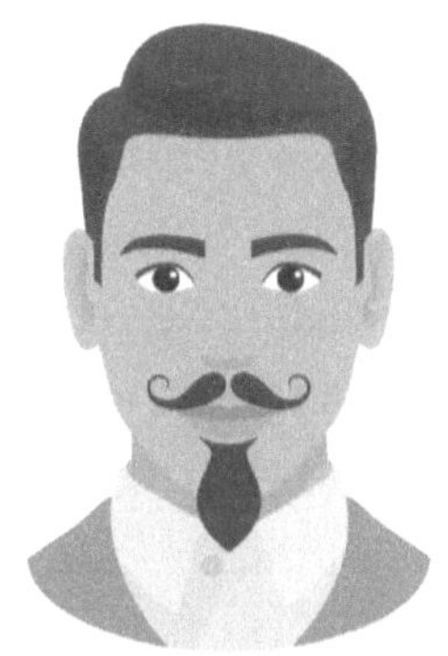

Beim edlen, extravaganten und schnittigen Victor-Emanuel-Bart handelt es sich um eine Kombination aus Schnurr- und Kinnbart, welche auch als Knebelbart bekannt ist. Er hat seinen Namen dem früheren König von Italien und Sardinien, König Victor Emanuel II. zu verdanken. Getragen wurde der Victor-Emanuel-Bart schon von den Musketieren und hat auch heute noch viele Anhänger, wie beispielsweise den berühmten Schauspieler Jonny Depp.

Bei diesem Bart-Style werden die Enden des Schnurrbarts, welche zu den Mundwinkeln circa zwei Zentimeter Überstand haben sollten, nach oben gezwirbelt. Der extra schmal gehaltene Kinnbart, der üblicherweise nicht breiter als ein bis zwei Zentimeter ist, betont die Symmetrie des Gesichts. Wichtig ist, dass der gesamte Bart immer gleichmäßig und symmetrisch aussieht.

Die Konturen sind mithilfe eines Präzisionstrimmers zu definieren und der Wangen- und Halsbereich mindestens zweimal wöchentlich zu rasieren. Zum abschließenden Zwirbeln des Schnurrbartes ist Bartwichse sehr gut geeignet. Obwohl die Komplexität zwar nicht sehr hoch, aber der Pflegeaufwand doch recht umfangreich ist, wird der Victor-Emanuel-Bart sehr gern von modebewussten, kreativen und trendigen Männern getragen. Er passt perfekt zum Boho- oder Dandy-Style und sorgt garantiert für Aufsehen.

Vollbart

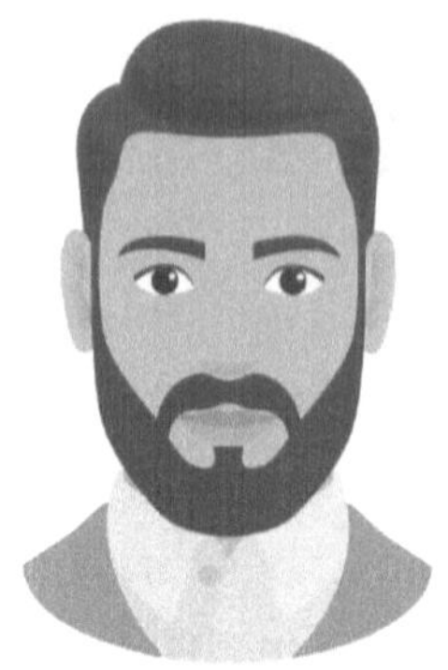

Beim klassischen Vollbart wird - wie der Name vermuten lässt - der volle Bartwuchs des Gesichts genutzt. Um dir einen Vollbart wachsen zu lassen brauchst du nur etwas Geduld, was wahrscheinlich zur Popularität dieses Bartstils beiträgt.

Lege also das Rasiermesser beiseite und lasse den Vollbart für ungefähr drei Monate wachsen. Das heißt aber nicht, dass du den Bart einfach wild wuchern lassen sollst. Das regelmäßige Waschen mit Bartshampoo, tägliches Kämmen sowie die Anwendung von Bartöl sind essenziell und gewährleistet, dass der Bart gesund und gepflegt bleibt. Nach diesem Zeitraum hast du eine gute Ausgangsposition um entweder deinen Vollbart mithilfe von Trimmer und Bartschere zu perfektionieren oder auf anderer Vollbartvarianten umzusteigen.

In dieser Liste findest du viele Bartformen, die auf den Vollbart aufbauen und sich für verschiedene Gesichtsformen besonders gut eignen. Es spricht auch nichts dagegen, dass du Stellen deines Vollbartes trimmst, um Bereiche deines Gesichts mehr Ausdruck zu verleihen. Mit etwas Übung findest du schnell heraus, wie du deinen Vollbart am besten stylst, damit er ausgezeichnet aussieht.

Walross

Dieser massive Schnauzer hat einen ganz eigenen Charakter und lässt den Bartträger aus der Menge herausstechen. Der Walross ragt meistens weit über die Mundwinkel hinaus und überdeckt beinahe den ganzen Mund.

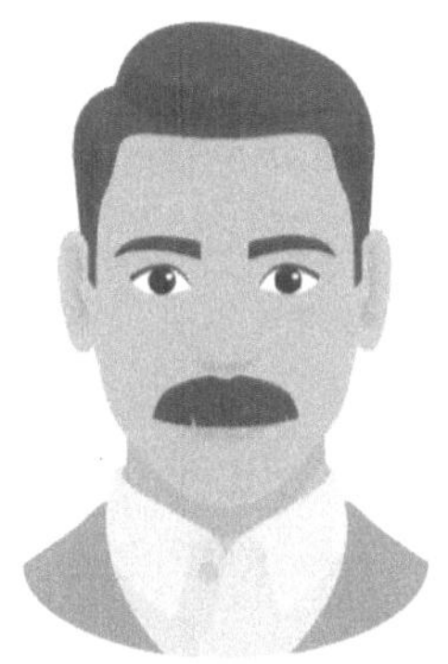

Für den Walross brauchst du nicht nur einen starken Bartwuchs, sondern auch viel Geduld. Viele Bartträger berichten, dass der Oberlippenbart langsamer wächst wie der Rest des Bartes. Das kann tatsächlich aufgrund von Genen der Fall sein, wobei es meistens einem nur so vorkommt, da der Schnauzer bei Vielen nicht so dicht ist wie der restliche Bart. Falls das bei dir zutrifft, bist du wahrscheinlich nicht in der Lage dir einen Walross wachsen zu lassen.

Bei einem Walross ist es essenziell, dass er täglich gewaschen wird und regelmäßig Bartshampoo genutzt wird. Grund dafür ist, dass mit einem so massiven Bart sich bei jeder Mahlzeit Essensreste in den Bart verirren und auch beim Trinken der Kontakt mit dem Schnauzer fast nicht vermieden werden kann. Wie auch das Walross aus der Tierwelt, empfiehlt es sich als Träger des Walrosses, nicht allzu schmal gebaut zu sein. Denn so kommt dieser prachtvolle Oberlippenbart besonders gut zur Geltung.

Winnfield

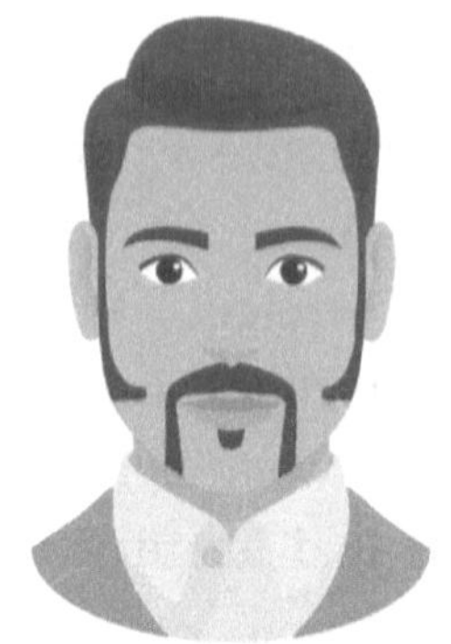

Der Winnfield hat seinen Ursprung von dem durch Samuel L. Jackson verkörperten Charakter Jules Winnfield aus dem Film Pulp Fiction. Nicht nur der Film ist in Erinnerung geblieben, sondern auch dieser einzigartige Bart-Style.

Im Prinzip handelt es sich beim Winnfield um eine modernere Version des Revolverheld-Bartes, welcher um ein paar Kleinigkeiten erweitert wurde. Zum einen sind die Koteletten etwas größer und spitzten sich in Richtung des Mundwinkels zu. Zum anderen befindet sich innerhalb des Hufeisenbartes noch ein kleiner Soul Patch.

Für Einsteiger könnte sich der Winnfield als schwierig erweisen, da er aus so vielen einzelnen Elementen besteht und Symmetrie hier sehr wichtig ist. Außerdem muss der Rest des Gesichts immer glatt rasiert sein, da der Bart sonst seine Wirkung nicht entfalten kann. Solltest du den Winnfield richtig hinbekommen, überzeugt der lässige und moderne Look.

Zahnbürstenbart

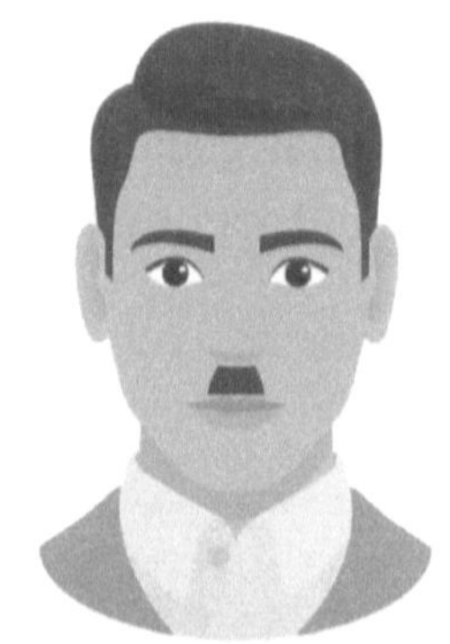

Dieser Oberlippenbart hat viele Namen - unter anderem Zahnbürstenbart, Chaplin-Bart oder auch Zweifinger-Bart. Aber wahrscheinlich ist er dir wie auch den meisten anderen als Hitlerbart bekannt.

Genau aus diesem Grund ist es keine gute Idee diesen Bart zu tragen. Wahrscheinlich wird keiner von uns noch erleben, dass der Zahnbürstenbart wieder akzeptabel ist und öfter getragen wird.

Also schau dir lieber noch ein paar andere Oberlippenbärte an und mach einen großen Umweg um diesen.

Zappa

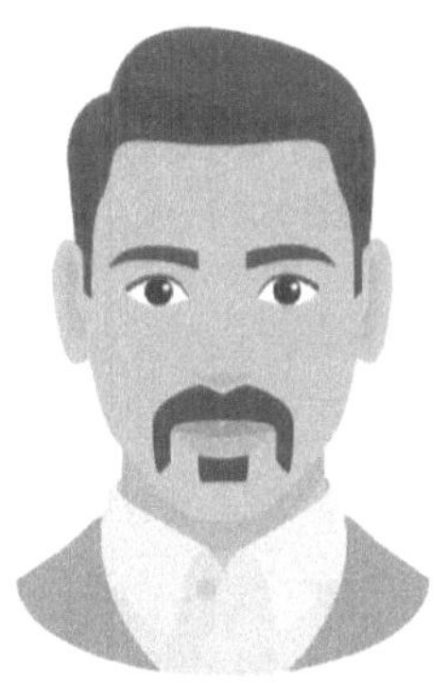

Von Frank Zappa blieb nicht nur seine Rockmusik in Erinnerung, sondern auch sein einzigartiger Bart. Trotz seiner relativ geringen Komplexität, findet man ihn jedoch eher selten vor.

Dieser Bartstil kombiniert einen großen Schnauzer mit einem breiten Soul Patch. Fange also am besten mit einem Vollbart an und rasiere dann die Wangen. Die Bartenden des Oberlippenbarts ragen über den Mundwinkel hinaus, verbinden sich aber nicht mit dem Bart unter der Unterlippe. Dieser sollte rechteckig und breiter als der klassische Soul Patch sein. Wie bei jedem größeren Bart ist auch hier die Bartpflege unerlässlich. Auch die Konturen des Zappas wollen sauber gehalten werden, da er sonst schnell ungepflegt aussieht.

Der Zappa lohnt sich nicht nur als Hommage an den berühmten Rockmusiker, sondern ist auch davon unabhängig ein grandioser Bart, welcher mit seinen sauberen Konturen Kontrast schafft und so einiges an Aufmerksamkeit erregt.

Zorro

Wenn Zorro damals in Film und Serie nicht diesen ikonischen Oberlippenbart getragen hätte, würden ihn wahrscheinlich neue Generationen nicht mehr kennen. Der Zorro Bart ist also das perfekte Beispiel dafür, wie ein einprägsamer Bart im Gedächtnis der Gesellschaft bleiben kann.

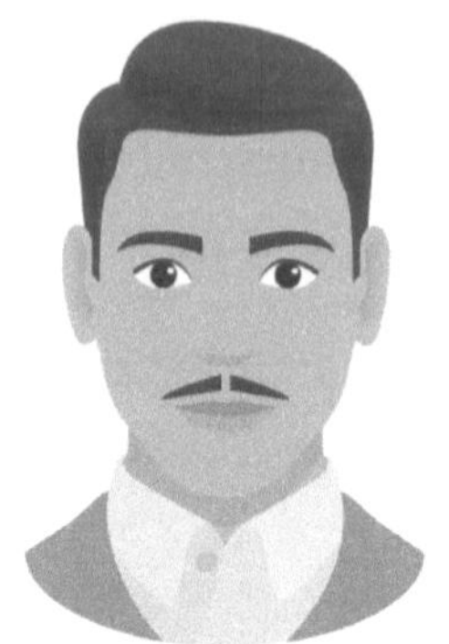

Zugegebenermaßen sieht man den Zorro eher am Fasching und nicht auf der Straße. Wenn du den Zorro aber authentisch rüberbringst, wirkt er romantisch und gleichzeitig auch draufgängerisch. Um dir diesen schmalen Bart schneiden zu lassen, rasiere dir kleine Aussparungen unter der Nase und über der Oberlippe aus. Die Enden des Schnurrbarts sollten sich von der Mitte aus gesehen zuspitzen und zusätzlich wird auch ein kleiner Spalt direkt unter der Nase freigehalten. Zuletzt gib ihm mithilfe etwas Bartwichse noch Halt und schon ist der Zorro fertig.

Falls du dich für einen Zorro Schnurrbart entscheidest, hat das auch noch einen netten Nebeneffekt. So musst du dir beim nächsten Karnevalsbesuch nicht viele Gedanken über eine passende Verkleidung machen.

ZZ

Dieser riesige Vollbart hat seinen Namen von der US-amerikanischen Band ZZ Top und wird auch oft scherzeshalber als Zauberer-Bart bezeichnet. Der ZZ steht wie kein anderer Bart für einen selbstbewussten und weisen Mann.

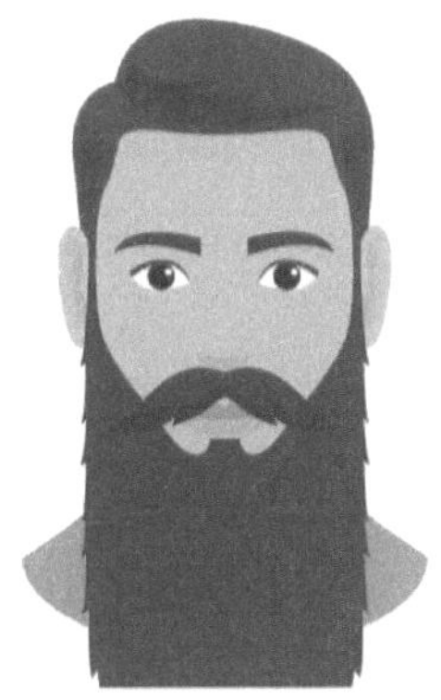

Du kannst es dir wahrscheinlich schon denken, aber um dir einen ZZ wachsen zu lassen, brauchst du vor allem eines - Geduld, und zwar eine Menge davon. Je länger der ZZ ist, desto besser sieht er aus. Die richtige Bartpflege spielt dabei eine extrem wichtige Rolle, um so einen prächtigen Bart gepflegt und gesund zu halten. Auch an den Umgang mit der Bartschere wirst du dich gewöhnen müssen, um abstehende und wilde Barthaare zu trimmen.

Mit diesem Bartstyle wirst du definitiv alle Blicke auf dich ziehen und unzählige Fragen zu deinem Bart gestellt bekommen. Auf deinem Weg zum ZZ Bart wirst du bestimmt auch darüber nachdenken ihn dir wieder zu kürzen oder abzurasieren. Gerade dann heißt es stark bleiben und Willensstärke beweisen. Am Ende wirst du mit einem der einzigartigen und fantastischen Bart belohnt.

KAPITEL 4

BARTPROBLEME UND STYLING

Früher oder später ist fast jeder Bartträger mit einigen typischen Bartproblemen konfrontiert. In nachfolgenden Kapiteln zeige ich dir, wie du diese löst und wodurch sie überhaupt entstehen. Natürlich kannst du dieses Buch als Nachschlagewerk nutzen, sobald du mit den entsprechenden Problemen in Kontakt kommst oder einige Tipps für das Styling deines Bartes benötigst. Ich empfehle dir aber stattdessen, schon vorab einen Blick darauf zu werfen, damit sie dir direkt erspart bleiben.

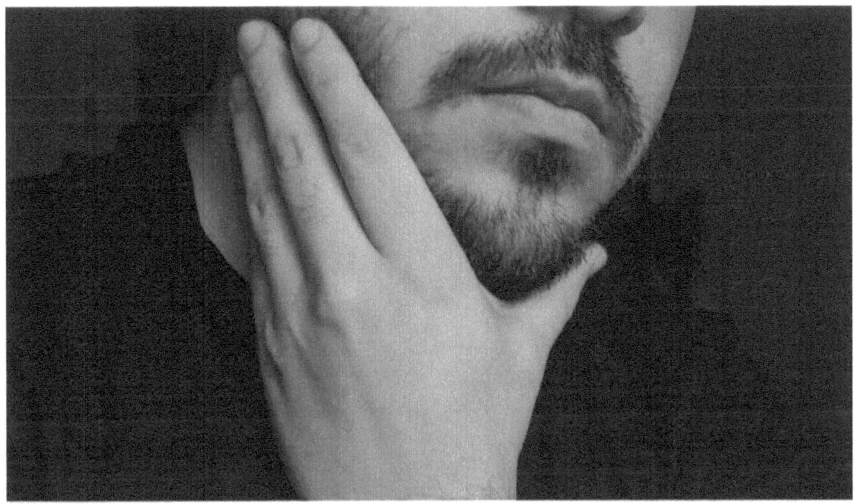

Dein Bart juckt? So stoppst du den Juckreiz für immer

Wenn du dir einen Bart wachsen lässt, wirst du früher oder später einen Juckreiz verspüren. Viele angehende Bartträger schreckt das ab und sie glauben, dass dieser für immer bestehen bleibt. Ich kann jedoch Entwarnung geben - deine Haut wird sich an den Bart gewöhnen und das Jucken wird nach einer Weile verschwinden. Damit du aber auch am Anfang nicht darunter leidest, habe ich einige einfache Methoden gegen den Juckreiz für dich zusammengefasst.

Was du gegen einen juckenden Bart tun kannst

Um den unangenehmen Juckreiz zu stoppen, erfordert es etwas Bartpflege. Wenn du die nachfolgenden Tipps in deine tägliche Morgenroutine aufnimmst, wirst du das Problem binnen kürzester Zeit los sein.

Wasche deinen Bart täglich

Es ist ganz natürlich, dass sich in deinem Bart Schmutz wie Essensreste ansammeln und es deswegen notwendig ist, diesen regelmäßig zu waschen. Machst du das nicht, kann das Hautirritationen verursachen und schlussendlich zum lästigen Juckreiz führen.

Komme jetzt aber nicht auf die Idee dein Duschgel auch für den Bart zu verwenden! Das Duschgel ist für die Reinigung des Körpers gedacht und nicht für den Bart. Es kann aggressive Inhaltsstoffe enthalten, die dazu führen, dass deine Haut austrocknet und dem Barthaar wichtige Nährstoffe entzogen werden.

Das Gleiche gilt auch für Haarshampoos. Die Haare am Kopf unterscheiden sich von den Barthaaren und erfordern eine andere Pflege - dafür sind nämlich spezielle Bartshampoos gedacht. Achte darauf, dass du ein Bartshampoo wählst, welches frei von Silikonen und Paraffinen ist und feuchtigkeitserhaltende Wirkstoffe enthält.

Versuche es allerdings nicht mit der Verwendung des Bartshampoos zu übertreiben - 2-mal in der Woche reicht vollkommen aus. Auch ein Bartshampoo entzieht der Haut noch immer Feuchtigkeit und natürliche Öle. Wenn es zu häufig verwendet wird, wird die Haut noch mehr ausgetrocknet, was wiederum den Juckreiz verstärken kann. Außerdem ist es empfehlenswert, den Bart mit lauwarmen statt heißem Wasser zu waschen. Auf diese Weise kannst du einen Großteil des Schmutzes entfernen und entziehst gleichzeitig der Haut nicht zu viel Feuchtigkeit.

Kämme und bürste deinen Bart

Die Verwendung eines Bartkamms oder einer Bartbürste wird dir mehrere Vorteile bieten. Zum einen wird es sich sehr angenehm anfühlen und dich unmittelbar von jeglichem Juckreiz erleichtern und zum anderen entfernt es abgestorbene Hautzellen aus deinem Bart.

Deine Haut ist nämlich ständig in einem Zellerneuerungsprozess und erzeugt dabei abgestorbene Hautzellen. Diese sind so klein, dass sie mit dem bloßen Auge nicht sichtbar sind, und sammeln sich im Bart an. Wenn sie nicht entfernt werden, können sie Hautirritationen verursachen, sich mit anderen Zellen verbinden und auf diese Weise Hautschuppen bilden.

Zusätzlich dazu sorgt die Bartbürste auch dafür, dass die natürlichen Öle der Haut besser verteilt werden und sich die Barthaare legen. Ganz davon abgesehen, wirst du deinen Bart dadurch glätten und ihm ein gepflegteres Aussehen verleihen. Besorge dir also eine Bartbürste mit weichen Borsten und bürste deinen Bart täglich nach dem Waschen.

Spende dem Bart Feuchtigkeit mit Bartöl

Durch das Bürsten und Waschen des Bartes hat die Haut darunter an Feuchtigkeit und natürlichen Ölen verloren. Um die Haut nun wieder mit diesen zu versorgen, verwende Bartöl oder auch Bartbalsam.

Bartöl ist unsere Geheimwaffe gegen den Juckreiz und kann diesen von Anfang an eindämmen und lindern. Abgesehen davon sorgt das Bartöl auch dafür, dass der Bart weich und geschmeidig wird, verleiht ihm einen angenehmen Duft und versorgt die Haut mit wertvollen Nährstoffen. Glücklicherweise brauchst du auch nicht viel davon. Das tägliche Einmassieren von zwei bis drei Tropfen in deine Haut unter dem Bart sollte am Anfang bereits ausreichen, um die Juckphase zu überstehen. Falls deine Haut trotz der Verwendung von Bartöl noch immer zu trocken bleibt, kannst du auch eine Feuchtigkeitscreme ausprobieren.

Was du sonst noch beachten solltest

Es ist zwar leichter gesagt als getan, aber du solltest das Jucken und Kratzen der Haut so gut wie du nur kannst vermeiden. Sobald du das nämlich machst, verschlimmerst du die Hautirritation und machst das Jucken in Zukunft nur noch schlimmer. Die hier beschriebene Bartpflege-Routine solltest du übrigens unabhängig davon, ob der Bart juckt, immer anwenden. Dadurch wird dein Bart gut gepflegt aussehen und gesund bleiben.

Warum der Bart juckt

Die Ursachen für einen juckenden Bart können vielfältig sein. Gerade am Anfang ist es ganz normal, dass dein Bart etwas juckt - jedoch existieren auch andere Auslöser, wofür es aber glücklicherweise auch Abhilfe gibt. Nachfolgend findest du die häufigsten Ursachen:

Hautirritation durch wachsendes Barthaar

Nach einer Rasur verbleibt immer ein kleiner scharfkantiger Teil des Barthaares im Haarfollikel. Wenn du nun das Rasieren aussetzt, kratzt die Spitze des Barthaares die naheliegende Haut und erzeugt so einen Juckreiz. Solltest du dann zusätzlich noch an der Stelle kratzt und juckst, wird die Hautirritation noch gesteigert, was wiederum in noch mehr Juckreiz resultiert.

Sobald der Bart etwas an Länge gewinnt, werden die Spitzen der Haare nicht mehr sooft in Kontakt mit der Gesichtshaut kommen und der Juckreiz wird sich legen. Zusätzlich dazu wird die Haut sich auch daran "gewöhnen" und nach einer Weile nicht mehr so harsch reagieren.

Stress, schlechte Ernährung, wenig Bewegung und nicht genug Schlaf

Auch dein Lebensstil kann große Auswirkungen auf die Gesundheit deines Bartes haben. Versuche also Stress zu vermeiden, Fast Food auszulassen und dich öfter mal ins Fitnessstudio zu begeben. Auch Alkohol, Rauchen, zu viel Zucker und zu wenig Schlaf können sich negativ auf deine Hautflora auswirken und dazu führen, dass der Bart juckt.

Trockene Haut unter dem Bart

Eine weitere häufige Ursache für den Juckreiz, ist trockene Haut. Wenn der Haut unter dem Bart nicht genug Feuchtigkeit zugeführt wird, führt das zu Hautirritationen. So sorgt zum Beispiel kaltes Klima dafür, dass deine Haut Feuchtigkeit nicht beibehalten kann und austrocknet. Auch warmes Wasser, das Föhnen des Bartes sowie die falsche Verwendung von Pflegeprodukten kann zu trockener Haut beitragen. Wenn du dich an die Bartpflege Routine hältst, solltest du das Problem jedoch in den Griff bekommen und die Haut wieder mit genügend Feuchtigkeit versorgen.

Spliss im Bart

Wie bereits erwähnt haben vor allem Bartneulinge darunter zu leiden, dass der Bart juckt. Falls dein Bart aber schon länger ist und die Juckphase lange in der Vergangenheit liegt, kann Spliss im Bart ein Grund für das erneute Aufkommen sein.

Beim Bartspliss bricht das Haar an der Spitze auf und spaltet sich nach und nach. Das gespaltene Haar wird anschließend nicht mehr mit der nötigen Feuchtigkeit versorgt und fühlt sich hart und trocken an. Sobald sich diese drahtigen Barthaare gegen die Haut drücken, wirst du einen Juckreiz verspüren.

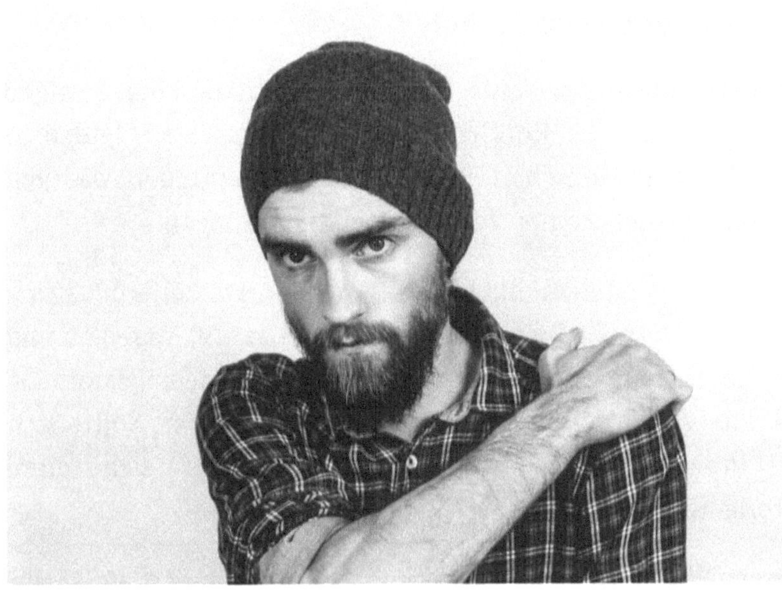

Wie du Schuppen im Bart für immer loswirst

Das Letzte, was man in seinem Bart sehen möchte, sind wohl Schuppen. Abgesehen davon, dass du durch sie einen äußerst ungepflegten Eindruck machst und das Tragen von dunkler Kleidung zu einem Problem wird, führen sie auch zu einem starken Juckreiz. Sobald du diesem nachgibst und anfängst zu jucken, wird die Schuppenbildung nur noch mehr verstärkt. In diesem Kapitel zeige ich dir, wie die lästigen Bartschuppen überhaupt entstehen und wie du sie wieder loswerden kannst.

Wie Bartschuppen entstehen

Die Schuppenflechte ist eine verbreitete Hautkrankheit, welche man meistens auf der Kopfhaut vorfindet. Tatsächlich leiden in etwa 50 % der Menschen unter Schuppen und den dadurch resultierenden Symptomen wie Juckreiz und Rötungen.

Bartschuppen entstehen durch eine beschleunigte Zellerneuerung der Haut. Im Normalfall sterben Hautzellen nach 30 Tagen ab und werden durch neue ersetzt. Die daraus resultierende abgestorbene Haut ist aufgrund der geringen Menge nicht sichtbar. Sollte sich dieser Prozess aber beschleunigen, verbinden sich diese abgestorbenen Hautzellen und bilden eine Schuppe.

Die Ursache für die Schuppen unter dem Bart - vermehrt am Kinn - können vielfältig sein. So kann unter anderem Hitze, Kälte, Stress, eine unausgewogene Ernährung oder eine Kombination von dem Genannten dazu führen.

Oft ist dafür der Hefepilz Malassezia furfur verantwortlich, welcher sich vorwiegend in öligen Arealen aufhält. Dieser Pilz baut den vom Körper produzierten Talg ab und hinterlässt dabei eine ölige Säure, welche wiederum zu Hautirritationen führt und die Hautzellerneuerung beschleunigt. Die daraus resultierenden Schuppen wirken oft ölig bzw. fettig, sind gelb und kleben an der Haut. Wenn du keine sichtlichen Rötungen unter der Haut hast, können die Bartschuppen auch durch trockene Haut entstehen.

Was gegen Schuppen im Bart hilft

Um die Bartschuppen zu entfernen und die weitere Bildung zu verhindern, ist eine tägliche Bartpflege-Routine notwendig - dazu gehört das Entfernen der abgestorbenen Hautzellen, das Waschen mit Bartshampoo sowie die Feuchtigkeitspflege. Diese sollte dir bereits aus den vorherigen Kapiteln bekannt sein.

Wenn du die tägliche Routine beibehältst, sollten nach spätestens vier Wochen Verbesserungen sichtbar werden und die Schuppen auch in Zukunft nicht mehr auftreten. Falls du wieder Anzeichen wie das vermehrte Jucken des Bartes bemerkst, schadet es nicht, ein oder zwei Bartöltropfen mehr zu verwenden. Beachte auch, dass du womöglich mehr Pflegeprodukte in den kalten und trockenen Jahreszeiten benötigst.

Tauchen die Schuppen im Bart immer wieder auf? Dann solltest du deinen Lebensstil unter die Lupe nehmen und Folgendes beachten:

Vermeide Stress

Mir ist es bewusst, dass es nicht einfach ist, Stress zu verhindern. Jedoch ist es eine Tatsache, dass psychische Belastung sich auf den Stoffwechsel der Haut auswirkt und Hautpilz sich aufgrund der geschwächten Abwehrbarriere leichter verbreitet.

Versuche also Ruhe zu bewahren und Methoden zum Stressabbau wie Yoga in deinen Alltag zu integrieren. Auch genügend und guter Schlaf können dich dabei unterstützen.

Ernähre dich gesund und ausgewogen

Alkohol, Zucker und gesättigte Fette haben eines gemeinsam - sie wirken sich negativ auf dein Hautbild aus. Achte also auf eine gesunde und ausgewogene Ernährung, um deine Haut mit wichtigen Nährstoffen zu versorgen.

Vitaminreiche Lebensmittel wie Karotten, Spinat und Tomaten können aufgrund des hohen Vitamin A Gehalts die Hautzellen bei der Heilung unterstützen und den Haarwuchs anregen. Omega-3 Fettsäuren, welches zum Beispiel in Fisch enthalten ist, helfen beim Schutz der Zellmembranen und sorgen dafür, dass die Hautzellen nicht so leicht austrocknen.

Betreibe Sport

Wie bei fast allen Problemen wird dir auch mehr Bewegung im Kampf gegen Schuppenflechte helfen. Durch regelmäßiges Training wird der Blutfluss erhöht und Stress abgebaut. Zudem wird die natürliche Regeneration der Haut angeregt.

Hausmittel gegen Bartschuppen

Es existieren zwar einige Haushaltsmittel, um die Symptome der Bartschuppen einzuschränken oder auch kurzzeitig einzudämmen ganz loswerden wirst du sie damit aber nicht. An die beschriebene Bartpflege Routine musst du dich also definitiv halten. Die nachfolgenden Haushaltsmittel werden dir dabei helfen den Juckreiz für eine Weile zu lindern und den Bart zumindest kurzfristig von den Schuppen zu befreien:

Das DIY Anti-Schuppen-Shampoo aus Natron

Natron ist ein Wundermittel, mit dem man quasi alles machen kann. Man kann es als Putzmittel, Kosmetikum, Fleckenmittel und zur Hautpflege verwenden. Außerdem hilft es gegen Sodbrennen, Magenverstimmungen und - wer hätte es gedacht - Schuppen. Das Natron wirkt antiseptisch und entfernt überschüssige Öle - ganz ähnlich wie ein Anti-Schuppen-Shampoo.

Vorgehensweise: Mixe 2 Teelöffel Natron mit Wasser und vermische es, bis du eine pastenartige Konsistenz erreicht hast. Verteile die Paste auf der Haut unter dem Bart und warte einige Minuten. Danach spüle die Mixtur wieder raus.

Zitronensaft gegen Jucken

Zitronen sind sehr säurehaltig und eigenen sich als perfektes Mittel, um das Jucken durch Schuppen kurzfristig zu stoppen. Der aus Zitronen gewonnene Saft hat viele antiseptische Eigenschaften und beeinflusst den pH-Wert deiner Haut, was wiederum Bakterien und Pilze bekämpft.

Vorgehensweise: Presse den Saft aus frischen Zitronen und massiere ihn in die Haut unter dem Bart. Du kannst den Zitronensaft auch vorher mit etwas Wasser verdünnen. Wiederhole diesen Vorgang täglich, bis es nicht mehr juckt.

Hautirritationen mit Apfelessig lindern

Wie der Zitronensaft hat auch Apfelessig antiseptische Eigenschaften. Zusätzlich dazu wirkt der Apfelessig entzündungshemmend und kann so Hautirritationen lindern. Als wäre das noch nicht genug, lässt er das Barthaar zudem üppiger wirken. Aber das ist ein Thema für ein anderes Mal.

Vorgehensweise: Mische eine halbe Tasse Wasser und eine halbe Tasse Apfelessig. Massiere diese Mixtur ein und lasse sie im Bart für maximal 15 Minuten. Danach wasche den Apfelessig mit kaltem Wasser wieder raus und wiederhole den Vorgang nach ein paar Tagen erneut.

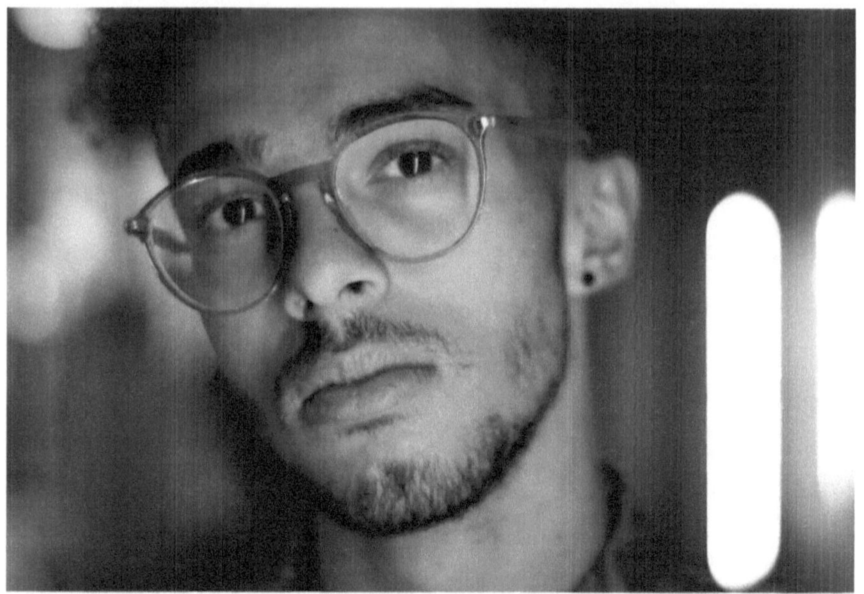

Lücken im Bart? So wirkt der Bart dichter

Jeder angehende Bartträger wünscht sich einen dichten und lückenlosen Bart, doch leider sieht die Realität oft anders aus. Glücklicherweise gibt es aber eine Vielzahl an Methoden, um die Lücken im Bart zu kaschieren. Weiters zeige ich dir einige Tricks, um einen unregelmäßigen Bartwuchs dichter wirken zu lassen und einen lückenhaften Bart in einen prächtigen Vollbart zu transformieren.

Habe Geduld

Für die effektivste Methode, um Lücken im Bart zu schließen, musst du nichts weiter tun, als abzuwarten. Wenn du gerade erst damit angefangen hast dir einen Bart wachsen zu lassen, wird dieser unweigerlich Lücken und andere Makel haben. Viele angehende Bartträger zweifeln dann direkt an dem ganzen Vorhaben und rasieren den Bart im schlimmsten Fall direkt wieder ab.

Ich empfehle in den ersten zwei Monaten die Finger vom Rasierer und Barttrimmer zu lassen. In diesem Zeitraum wirst du merken, dass sich die wachsenden Barthaare langsam über die kahlen Stellen legen werden und Lücken auf diese Weise füllen. Umso länger der Bart wird, desto einfacher ist es ihn zu stylen und Lücken ganz gezielt zu verstecken - aber dazu später mehr. Ein gutes Beispiel dafür ist Keanu Reeves, dessen Bart sichtbare Lücken hat und es teilweise an Übergängen fehlt. Mittlerweile sieht man davon aber nichts mehr und sein Vollbart steht anderen in nichts nach.

Vermutlich wirst du auch etwas Bartwuchs an Stellen entdecken, wo du gar keinen erwartet hättest. Grundsätzlich wachsen Barthaare nämlich nicht gleichmäßig schnell und es kann durchaus vorkommen, dass Barthaare an bestimmten Positionen erst nach einigen Wochen anfangen zu sprießen.

Falls du noch jung bist, ist es außerdem sehr wahrscheinlich, dass dein Bartwuchs noch nicht vollständig entwickelt ist. Tatsächlich ist das bei den meisten Männern erst im Alter zwischen 25 und 35 der Fall. Sogar danach kann der Bartwuchs noch ansteigen, wobei die Wahrscheinlichkeit immer niedriger wird. Wenn es also beim ersten Mal mit dem Bart nicht klappt, kann es durchaus sinnvoll sein ein paar Jahre zu warten und einen erneuten Versuch zu wagen.

Trimme deinen Bart

Im ersten Moment scheint es eher kontraproduktiv den Bart zu trimmen, aber lasse dich davon nicht täuschen. Wie bereits erwähnt wachsen Barthaare unterschiedlich schnell und unregelmäßig, wodurch einige lange Barthaare wahrscheinlich aus dem Bart herausstechen. Wenn diese aber die gleiche Länge wie der restliche Bart haben, wird der Bart als Ganzes direkt dichter aussehen.

Das bedeutet aber keinesfalls, dass du den ganzen Bart einfach mit einem Barttrimmer auf die gleiche Länge stutzen solltest - insbesondere, falls Lücken bereits mit längeren Barthaaren verdeckt werden. Trimme stattdessen nur bestimmte Stellen am Bart oder nutze eine Bartschere, um ganz gezielt einzelne Barthaare abzuschneiden.

In diesem Zusammenhang solltest du auch darauf achten, dass deine Halslinie und die Konturen deines Bartes sauber getrimmt sind. Auch das hilft dir dabei einen lückenhaften Bart besser aussehen zu lassen, indem du die Übergänge klar abgrenzt und den visuellen Fokus auf den eigentlichen Bart setzt. Falls du damit noch nicht viel Erfahrung hast, empfehle ich die Verwendung einer Bartschablone.

Färbe deinen Bart

Nicht nur graue Barthaare müssen der Auslöser dafür sein, dass man sich den Bart färbt. Grundsätzlich sieht ein Bart mit dunklen Barthaaren viel dichter aus, da die hellen Barthaare vergleichsweise schlecht sichtbar sind. Abgesehen davon umschließt das Färbemittel die Barthaare, wodurch sie faktisch einfach kräftiger und dicker sind. Weiters hat ein Bart im Regelfall keine komplett einheitliche Farbe, stattdessen unterscheiden sich die einzelnen Barthaare mehr oder weniger im Farbton. Sogar ein schwarzer Bart hat also ein paar helle Barthaare, auch wenn diese auf den ersten Blick nicht direkt sichtbar sind.

Wenn der Bart nun aber in einen einheitliche Farbton gefärbt wird, wirkt er fast immer viel fülliger. Gerade bei einem hellen Bart kann das einen riesigen Unterschied machen und den Look komplett ändern. Bevor du allerdings direkt zum Bartfärbemittel greifst, solltest du dich im Detail über den Ablauf informieren und dich mit der Farbauswahl beschäftigen. Wenn man den Bart einfach rabenschwarz färbt, würde das in den meisten Fällen sehr unnatürlich aussehen und das eigentliche Ziel verfehlen. Werfe deswegen am besten einen Blick auf unsern ausführlicher Ratgeber, der alle Fragen zu dem Thema klärt. Sobald der Bart nämlich erstmal gefärbt ist, wirst du auch eine Weile damit auskommen müssen.

Wenn der Bart nun aber in einen einheitlichen Farbton gefärbt wird, wirkt er fast immer viel fülliger. Gerade bei einem hellen Bart kann das einen riesigen Unterschied machen und den Look komplett ändern. Bevor du allerdings direkt zum Bartfärbemittel greifst, solltest du dich im Detail über den Ablauf informieren und dich mit der Farbauswahl beschäftigen. Wenn man den Bart einfach rabenschwarz färbt, würde das in den meisten Fällen sehr unnatürlich aussehen und das eigentliche Ziel verfehlen. Sobald der Bart nämlich erst mal gefärbt ist, wirst du auch eine Weile damit auskommen müssen.

Vorab kannst du auch noch die Wimperntusche der Freundin ausleihen und den Bart testweise einfärben. Damit bekommst du zumindest eine Vorstellung darüber, wie der Bart nach einer richtigen Färbung aussehen könnte.

Style und pflege deinen Bart

Mit etwas Übung und ein paar Hilfsmitteln kannst du deinen Bart so umstylen, dass kahle Stellen im Bart entweder verborgen werden oder zumindest die Aufmerksamkeit des Gegenübers davon abgelenkt wird. Beispielsweise ist es oft möglich, Lücken zu überdecken, indem du andere Barthaare in die entsprechende Richtung mit einem Bartkamm kämmst - vorausgesetzt dein Bart ist schon etwas länger. Nehme zusätzlich etwas Bartbalsam oder Bartwachs zur Hand, damit der Bart diese Form auch im Laufe des Tages beibehält und die kahlen Stellen nicht zum Vorschein kommen.

In der Regel sieht ein Bart mit abstehenden Barthaaren immer weniger dicht aus wie das gut gepflegte und gestylte Pondon dazu. Achte also auf die richtige Bartpflege und bringe deinen Bart unter Kontrolle. Es gibt viele Methoden, um den Bart glatt zu bekommen wie zum Beispiel das Föhnen des Bartes oder das bereits erwähnte Bartbalsam.

Achte auf eine ausgewogene Ernährung

Wie du dich ernährst, hat nicht nur Auswirkungen auf dein allgemeines Wohlbefinden, sondern auch auf deinen Bartwuchs. So ist die Voraussetzung für einen gesunden und dichten Bart, dass der Körper ausreichend mit wertvollen Nährstoffen und Vitaminen versorgt ist. Natürlich ist eine Umstellung der Ernährung immer leichter gesagt als getan, aber einige kleine Änderungen können bereits einen großen Unterschied machen. Mehr Informationen dazu findest du in einem der nächsten Kapitel, welches sich damit beschäftigt, wie du dein Bartwachstum maximieren kannst.

Betreibe Sport

Einer der wichtigsten Faktoren für den Bartwuchs eines Mannes ist der Testosteronspiegel. Das männliche Geschlechtshormon regt nämlich unter anderem die Körperbehaarung an und so haben Männer mit viel Testosteron in der Regel auch mehr Bartwuchs. Wie viel Testosteron du hast, ist dir zwar grundsätzlich durch deine Gene vorgegeben, du kannst es aber durch sportliche Aktivitäten auf ganz natürliche Weise steigern.

Außerdem regt Sport die Durchblutung an, wodurch die Haarwurzeln des Bartes besser versorgt werden und die Haut sich besser regenerieren kann. Natürlich hat Bewegung noch unzählige andere positive Auswirkungen auf deine Gesundheit, es lohnt sich also auch abgesehen vom Bartwuchs.

Erhole dich durch genügend Schlaf

Wie bereits erwähnt hat Testosteron einen großen Einfluss auf deinen Bartwuchs und eine Studie der Journal of the American Medical Association belegt, dass Schlafmangel sich negativ auf den Testosteronspiegel auswirkt. Genaugenommen reduzierte sich dieser bei Männern mit unter fünf Stunden Schlaf bereits nach einer Woche um 10 bis 15 Prozent. Abgesehen davon hilft dir ausreichend Schlaf auch dabei, Stress abzubauen, was wiederum dem lückenhaften Bart den Kampf ansagt.

Vermeide Stress

Vermutlich fragst du dich, wie Stress überhaupt eine Ursache für kahle Stellen im Bart sein kann. Durch die psychische Belastung setzt der Körper vermehrt das Stresshormon Cortisol frei, welches den Stoffwechsel einschränkt und den Testosteronspiegel vermindert. Dadurch kann deine Haut nicht mehr mit ausreichend Nährstoffen versorgt werden, was im schlimmsten Fall zu Bartlücken führen kann.

Mir ist natürlich bewusst, dass man Stress nicht einfach so abdrehen kann. Trotzdem solltest du versuchen, ihn so gut wie möglich zu vermeiden oder zumindest Methoden in deinen Alltag zu integrieren, um diesen wieder abzubauen. Lege also zwischendurch mal eine Pause ein oder mache Yoga zur Stressbewältigung.

Hilf mit Make-up nach

Nicht nur Frauen können Make-up nutzen, um die Optik auszubessern. Mit etwas Wimperntusche kann man Lücken im Bart sehr wirksam kaschieren ohne dass es jemanden auffällt. Natürlich ist das keine dauerhafte Lösung und kann schon durchaus zu komischen Blicken führen, falls man es damit übertreibt. Wenn man es aber dezent hält und seinen Bart bei besonderen Anlässen optisch etwas aufbessern möchte, spricht unserer Meinung nach nichts dagegen.

Vermeide Bartpflegeprodukte, die einen besseren Bartwuchs versprechen

Fast jeder Bartträger ist nicht zu 100 Prozent mit seinem Bartwuchs zufrieden und sieht Verbesserungspotenzial. Dessen sind sich natürlich auch die Hersteller von Bartpflegeprodukten bewusst und werben dann oft damit, dass ihre Produkte das Bartwachstum steigern. In der Theorie können die darin enthaltene Öle zwar minimale Auswirkungen haben, diese sind aber nicht der Rede wert. Grundsätzlich würde ich einen großen Bogen um diese Produkte machen, da solche Werbeaussagen ein Anzeichen dafür sind, dass der Hersteller es auch in anderen Aspekten vermutlich nicht so genau mit der Wahrheit nimmt.

Verstehe mich aber nicht falsch, prinzipiell sind Bartpflegeprodukte wie Bartöl und Bartbalsam eine gute Sache und eine Voraussetzung dafür, dass der Bart gesund bleibt und gepflegt aussieht.

Es existiert allerdings tatsächlich ein Bartwuchsmittel, welches den Bartwuchs stimuliert und dies auch durch zahlreiche Studien belegt. Mit diesem Mittel werden wir uns jedoch in einen späteren Kapitel noch genauer befassen.

Führe eine Barthaartransplantation durch

Bei einer Barthaartransplantation werden Haarfollikel vom Hinterkopf entnommen und dann im Gesicht wieder eingesetzt. Damit kann man ganz gezielt Bartlücken ausfüllen oder den Bart generell verdichten. Die Chancen, dass die Barthaare auch dauerhaft bleiben, ist bei so einer Verpflanzung sehr hoch.

Natürlich ist so ein Eingriff nicht risikofrei, wobei im Regelfall die Transplantation problemlos über die Bühne geht und auch die Wundheilung mit der richtigen Nachbehandlung keine allzu großen Risiken birgt. Die Voraussetzung dafür ist aber, dass man die Behandlung in einer guten Klinik durchführen lässt. Das lassen sich jene allerdings auch kosten, so muss man üblicherweise mit Kosten von über 2.000 € rechnen. Eine günstigere Alternative bietet die Behandlung im Ausland, welche oft der hierzulande in nichts nachsteht. Um eine seriöse und gute Klinik zu finden, sollte man sich jedoch im Vorfeld ganz genau informieren, indem man die Erfahrungen von anderen Patienten einholt und prüft, ob gängige Zertifikate vorhanden sind.

Alles in allem würde ich eine Barthaartransplantation nur dann empfehlen, wenn alle anderen Methoden nichts helfen und man sich den Traum von dichtem Bart um jeden Preis erfüllen möchte.

Nutze Schütthaar zur Barthaarverdichtung

Bei Schütthaar handelt es sich um feine Baumwollfasern, welche man in das Haar gibt, um lichte Stellen zu kaschieren und es dichter aussehen zu lassen. Zwar ist es für das Kopfhaar ausgelegt, es eignet sich aber auch für den Bart. Wir waren positiv überrascht über das Ergebnis, da es leicht aufzutragen ist und sehr natürlich wirkt. Nachdem man den Bart wäscht, sind auch keine Rückstände vorzufinden.

Ob man sich das Pulver allerdings jeden Tag in den Bart schütten will, ist eine andere Frage. Natürlich könnte man es auch dabei belassen, den Bart nur bei bestimmten Anlässen etwas aufzuwerten. Alles in allem ist das Schütthaar eine sehr effektive Methode, welche den Bart in keiner Weise schädigt und erschwinglich ist.

Ändere deinen Bartstil

Die traurige Realität ist, dass nicht jeder sich jeden Bartstil stehen lassen kann. Wenn man gar keinen Bartwuchs auf den Wangen hat, wird ein klassischer Vollbart wohl nie eine Option sein. Auch fehlende Übergänge wie zum Beispiel zwischen dem Oberlippenbart und dem restlichen Bart lassen sich ab einem gewissen Punkt nicht mehr mit längeren Barthaaren überdecken oder sehen dann durchwachsen aus.

Glücklicherweise gibt es aber unzählige Bartstile und für jeden existiert eine passende Variante. Dabei ist es egal, was für einen Bartwuchs du hast, solange du welchen hast.

In diesem Zusammenhang kann sich auch ein Besuch bei einem Barbier auszahlen. Dieser kann dich mit seiner Erfahrung beraten und dir dabei helfen den richtigen Bartstil zu finden und zu stylen. Eventuell passt ja für deinen spezifischen Fall ein Bartstil, der gar nicht in diesem Buch enthalten ist. Außerdem hast du nach dem Styling beim Barbier auch eine gute Vorlage, um später den Bart selber entsprechend zu trimmen und so deinen Look beizubehalten.

Mache das Beste daraus

Es ist kein Geheimnis, dass fast jeder Bartträger nicht vollends mit dem eigenen Bartwuchs zufrieden ist. Kein Wunder, da man ständig perfekt gestylte und oft auch digital nachbearbeitete Bärte in den Medien sieht. Es existieren zwar viele Methoden, um einen lückenhaften Bart besser aussehen zu lassen, aber für viele von uns wird er vermutlich nie perfekt sein. Damit muss man sich wohl oder übel abfinden und das Beste daraus machen.

Man ist selber fast immer der größte Kritiker und sieht Makel im Bart, die andere gar nicht wahrnehmen. Gerade diese Imperfektionen können den Bart aber zu etwas Besonderen machen und ihn aus der Menge herausstechen lassen. Letztendlich zählt nur, dass du glücklich mit dem Ergebnis bist.

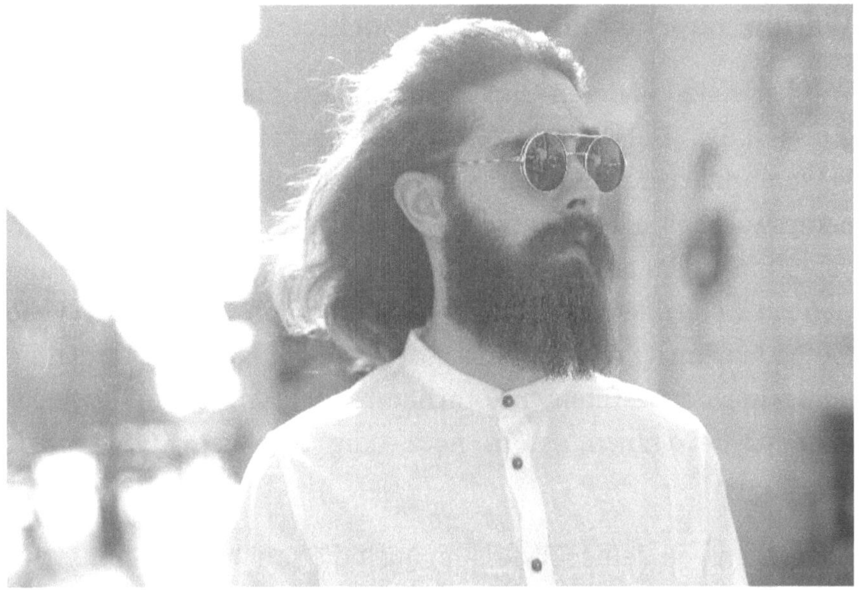

Bart glätten – Die besten Methoden & Tipps

Einen wilden Bart zu bändigen, ist einfacher, als die meisten Männer glauben. Ich zeige dir alle Methoden, um einen struppigen und widerspenstigen Bart wieder glatt zu bekommen. Tatsächlich sind dazu nur die entsprechende Bartpflege und etwas Hitze nötig. Einen lockigen Bart zu haben ist übrigens nicht immer eine schlechte Sache. Die Wellen und Haarlocken können dem Bart Charakter verleihen und zu einem einzigartigen Look führen.

Warum manche Männer einen lockigen Bart haben

Wie bei vielen anderen Dingen spielt auch hier die Genetik eine große Rolle. Die Barthaarfollikel unterscheiden sich bei jeder Person und können dafür sorgen, dass die Barthaare gerade herauswachsen oder eben wellig und lockig sind. Es handelt sich dabei um asymmetrische Haarfollikel, welche oval wachsen und sich mit steigender Länge immer mehr einrollen. Es existieren viele Methoden, um deinen Bart zu bändigen, aber langfristig werden sie immer in einer bestimmten Form herauswachsen und um sie wieder glatt zu bekommen, ist es notwendig regelmäßig etwas Zeit investieren.

Abgesehen von deiner DNA kann auch die Ernährung Einfluss auf die Form deiner Barthaare haben. Zuviel Zink und zu wenig Eisen im Körper können ihren Teil zu lockigem Barthaar beitragen. Auch die im Haar enthalten Proteine sind abhängig von deiner Ernährung und beeinflussen die Form.

Vorteile eines lockigen Bartes:

- Ein lockiger Bart wirkt oft dichter
- Einen gelockten Bart zu glätten ist viel einfacher als umgekehrt. Dir steht also frei, wie du deinen Bart stylen möchtest.

Nachteile eines lockigen Bartes:

- Dir einen langen Bart wachsen zu lassen, dauert länger als mit glatten Haaren.
- Ein Bart mit Locken und Wellen erfordert mehr Aufwand, damit er einen gepflegten Eindruck macht.
- Falls der Bart etwas länger und Bartpflege etwas vernachlässigt wird, können sich Knoten bilden. Diese können das Kämmen des

Bartes erschweren und beim Herauslösen von diesen, den Bart schaden.

Es sei auch noch gesagt, dass sich viele Männer mit einem glatten Bart das Gegenteil wünschen. Man will halt immer das, was man nicht hat. Den Bart lockig zu machen ist jedoch mit viel mehr Aufwand verbunden.

Wie du den Bart glätten kannst

Wasche den Bart täglich

Bevor wir uns mit den verschiedenen Methoden zum Bart glätten beschäftigen, muss der Bart gewaschen werden. Vielleicht kennst du die Situation, dass man sich die Haare nach dem Duschen nicht direkt kämmt und dann für den Rest des Tages eine Welle in der Frisur hat. Dabei ist es egal, wie oft man erneut drüber kämmt, die Haare versetzen sich nach kurzer Zeit wieder in die Ursprungsposition. Mit dem Barthaar ist das ganz genauso. Durch die Feuchtigkeit wird die Elastizität und Textur der Barthaare kurzfristig reduziert, was das Glätten ermöglicht.

Achte auch darauf, dass du regelmäßig ein Bartshampoo verwendest. Durch das Bartshampoo wird jeglicher Schmutz wie Essensreste oder andere Styling Produkte aus dem Bart entfernt. Das hält ihn nicht nur gesund, sondern lässt ihn auch gepflegter aussehen. Verwende das Bartshampoo aber nicht öfter als zwei bis dreimal in der Woche. Wenn du deinen Bart zu oft damit wäscht, führt das zum Austrocknen der Haut und dem damit verbundenen Juckreiz. Es ist übrigens auch keine gute Idee, ein reguläres Haarshampoo zu nutzen, da dieses in den meisten Fällen zu aggressiv wirkt und die Haut unter dem Bart irritiert. Generell solltest du beider Auswahl eines Shampoos darauf achten, dass keine chemischen Inhaltsstoffe enthalten sind, da sich diese langfristig negativ auf die Gesundheit deiner Barthaare auswirken können.

Nachdem du den Bart gewaschen hast, tupfe ihn mit einem sauberen Handtuch ab, bis er nur noch feucht ist. Auf keinen Fall rubbeln!

Bart glätten mit dem Föhn

In den meisten Fällen ist das Glätten eines struppigen Bartes mithilfe des Föhns ausreichend und wahrscheinlich hast du auch schon alle nötigen Hilfsmittel dafür. Falls du noch nicht im Besitz eines Föhns bist, besorge dir einen mit Wärmeregulierung und einer Stylingdüse. Mithilfe der Stylingdüse kannst du die Hitzeentwicklung auf eine Stelle konzentrieren und die Wärmeregulierung sorgt dafür, dass du deine Barthaare nicht durch zu hohe Hitze austrocknest.

Nachdem der Bart nur noch feucht ist und das Bartöl einmassiert ist, bürste und kämme den Bart in die gewünschte Richtung und folge mit dem Föhn. Halte mit dem Föhn einen Abstand von mindestens 15 cm und stelle die Temperatur mittelhoch, um den Bart nicht durch zu hohe Temperaturen zu schaden. Eine Rundbürste vereinfacht die ganze Prozedur übrigens enorm.

Massiere Bartöl in den Bart ein

Im nächsten Schritt ist es notwendig, Bartöl in den Bart einzumassieren. Das Bartöl macht deine Bartpracht weich und spendet dem Bart auch wichtige natürliche Öle, welche ihn gesund und geschmeidig halten. Abhängig von den enthaltenen Ölen kann es auch noch andere positive Pflegeeigenschaften erwirken. Zusätzlich dazu verleiht es dem Bart auch noch einen angenehmen Duft.

Aber nicht nur das. Um den krausen Bart zu glätten, werden wir bald mit Hitze auf ihn einwirken. Das Bartöl umgibt die Barthaare und agiert als Schutz gegen diese Hitzeeinwirkung. Ein paar Tropen des Wundermittels reichen bereits aus und du kannst es sogar selbst machen. Massiere dazu einfach eine kleine Menge in deinen Bart ein, welche du zuvor in deinen Handflächen verreibst. Dein Ziel sollte sein, dass den Großteil deiner Barthaare in eine schützende Schicht aus Bartöl eindeckst.

Aber nicht nur das. Durch die Hitzeeinwirkung wurde die Haut unter dem Bart stark ausgetrocknet und es ist wichtig, ihr nun wieder etwas Feuchtigkeit zuzuführen. Ein paar Tropen des Wundermittels reichen bereits aus. Massiere dazu einfach eine kleine Menge in deinen Bart ein, welche du zuvor in deinen Handflächen verreibst. Versuche dabei, den Großteil deiner Barthaare in eine schützende Schicht aus Bartöl einzudecken.

Wenn du dich bei der großen Auswahl an Bartölen nicht entscheiden kannst, empfehlen ich dir, eines mit Jojobaöl zu wählen. Dieses Trägeröl ist ausgesprochen gut verträglich, versorgt die Haut mit wertvollen Nährstoffen und hat eine rückfettende Wirkung. Falls du einen kurzen Bart glätten möchtest, könnte das Bartöl in Kombination mit einem Bartkamm oder einer Rundbürste bereits ausreichen.

Bart glätten mit dem Mini Glätteisen

Das Glätteisen kennst du bisher wahrscheinlich nur aus dem Badezimmerschrank der Freundin, aber dieses Hilfsmittel eignet sich nicht nur zum Glätten der Haare am Kopf, sondern auch für den Bart. Also schnapp dir das Glätteisen der Freundin oder besorge dir ein Mini Glätteisen, welches sich besonders schnell aufheizen kann. Da herkömmliche Glätteisen für gewöhnlich für lange Haare gedacht sind, kann sich das Styling insbesondere bei einem kurzen Bart als schwierig erweisen. Mini Glätteisen lassen sich dagegen besser handhaben und vereinfachen das Bart Glätten.

Das Glätteisen kennst du bisher wahrscheinlich nur aus dem Badezimmerschrank der Freundin, aber dieses Hilfsmittel eignet sich nicht nur zum Glätten der Haare am Kopf, sondern auch für den Bart. Also schnapp dir das Glätteisen der Freundin oder besorge dir ein Mini Glätteisen, welches sich besonders schnell aufheizen kann. Da herkömmliche Glätteisen primär für lange Haare gedacht sind, kann sich das Styling insbesondere bei einem kurzen Bart als schwierig erweisen. Mini Glätteisen lassen sich dagegen besser handhaben und vereinfachen den Vorgang.

Ich empfehle generell das Glätteisen nur für bestimmte Anlässe zu verwenden und nicht für den täglichen Gebrauch. Trotz Vorsichtsmaßnahmen wird der Bart durch die enorme Hitze stark belastet und die zu häufige Verwendung kann langfristig Schäden nach sich ziehen. Davon abgesehen besteht auch immer das Risiko, dass du das Glätteisen zu lange darauf hältst und die Barthaare verbrennst.

Bart glätten mit einem Bartglätter

Bei sogenanntem Bartglättern handelt es sich um Thermobürsten oder beheizte Kämme, welche besonders schnell und wirksam die Barthaare glätten können. Viele davon wurden eigens für Bärte entwickelt, wodurch sie besonders handlich sind und zusätzliche Schutzmechanismen bieten, welche den Anwender vor Verbrennungen bewahren. Das Funktionsprinzip ist gleich wie bei dem Glätteisen: Durch die Hitzeeinwirkung wird das Haar weich und kann in die gewünschte Form gebracht werden.

Wie beim Glätteisen gilt auch hier, dass die Glättbürste nur auf eigene Gefahr und am besten nicht für den täglichen Gebrauch verwendet werden sollte.

Bart glätten mit Styling-Produkten

Falls du bereits unter trockener Haut leidest, kannst du auch verschiedenste Bart Styling-Produkte nutzen, um deinen Bart ohne Glätteisen und Föhn zu glätten. Die Bartwichse ist ein traditionelles Produkt und wird oft zum Zwirbeln des Oberlippenbarts genutzt. Durch die Zusammensetzung aus Wachs und festen Fetten sorgt sie definitiv dafür, dass der Bart im Laufe des Tages die Form beibehält.

Bartbalsam und Bartwachs sind dagegen leichter und bieten oft zusätzliche Pflegeeigenschaften aufgrund der natürlichen Inhaltsstoffe. Sie eignen sich perfekt, um dem Bart eine Struktur zu geben und einzelnen wilde Barthaare zu zähmen. Als Alternative kannst du auch eine Bartpomade probieren, welche sich aber oft nur minimal unterscheidet. Einige davon legen noch einen größeren Fokus auf das Styling und können sogar einen großen Vollbart bändigen.

Zur Anwendung verreibe eine kleine Menge des Produkts in deinen Händen. Danach massiere es in den Bart ein und bringe die gewünschten Stellen des Barts in Form. Nach einer Weile wird es aushärten und falls du alles richtig gemacht hast, wird sich der Bart für den restlichen Tag nicht mehr von der Stelle bewegen.

Haushaltsmittel zum Bart glätten

An der täglichen Wäsche und der regelmäßigen Anwendung eines Bartöles führt kein Weg vorbei, um den Bart einigermaßen glatt zu bekommen. Das Bartöl kannst du selber machen und einige Männer berichten auch davon, dass sie mit Olivenöl ein ähnliches Ergebnis erreicht habe. Einen Versuch ist es jedenfalls wert.

Auch den Bartbalsam kannst du selber herstellen. Die Vorgehensweise ist hierbei ganz ähnlich wie beim Bartöl, wobei du zusätzlich noch Bienenwachs oder Shea Butter benötigst. Wenn du dann noch den Bartkamm zur Hand nimmst, sollte einem glatten Bart nichts im Wege stehen.

Du wirst immer wieder auf ein paar Barthaare stoßen, die extrem widerspenstig sind und sich einfach nicht legen. In dem Fall spricht nichts dagegen, diese mit einer Bartschere abzuschneiden. Dadurch macht der Bart direkt einen viel gepflegteren Eindruck.

Wie du den Bart dauerhaft glätten kannst

Wenn auch nicht weit verbreitet, gibt es dennoch einige Methoden um Barthaare dauerhaft zu glätten. Bevor du das tust, musst du dir die Frage stellen, ob sich das überhaupt lohnt. Meiner Erfahrung nach beansprucht das Glätten der Haare nicht allzu viel Zeit, sobald du die richtige Methode für dich gefunden hast und etwas Übung darin hast. Trotzdem möchte ich dir die Möglichkeiten nicht vorbehalten und habe die gängigen Vorgehensweisen zusammengefasst.

Bart glätten mit Keratin

Wie bereits erwähnt, besteht das Haar teilweise aus dem Protein Keratin. Dieses umgibt die Barthaare und sorgt dafür, dass es glatter und glänzender ist. Bei einer Keratinbehandlung wird das Barthaar zunächst durch eine spezielle Bartwäsche vorbereitet. Danach folgt eine Lösung aus Keratin, welche in den Bart eingearbeitet wird und die Haarsporen öffnet. Kurze Zeit später werden die geöffneten Haarporen wieder durch ein Glätteisen verschlossen. So eine Behandlung kann beim Friseur zwischen 200 und 400 Euro kosten und hält den Bart für zwei bis sechs Monate glatt.

Bart chemisch glätten mit der CHI-Methode

Die Vorgehensweise der CHI-Methode ist ganz ähnlich zu der Keratinbehandlung. Statt dem Keratin wird jedoch ein Seidenpräparat in den Bart eingearbeitet. Kosten wird dich der Spaß zwischen 300 und 400 Euro und der Bart bleibt für ungefähr acht Monate glatt.

Egal ob Keratin oder CHI-Methode, sobald dein Bart mit Chemikalien in Berührung kommt, kann das dem Haar langfristig schaden. Da die Haut unter dem Bart sensibler als die Kopfhaut ist, sind auch Hautirritationen nicht ausgeschlossen. Sei dir also dem Risiko bewusst und spreche dich vorher mit dem Friseur ab.

Bart glätten mit einer Bart Relaxer Creme

Ich bin bei meiner Recherche auf sogenannte Bart Relaxer Cremes gestoßen, wobei ich diese aber noch nicht testen konnte. Diese Produkte versprechen meistens den Bart innerhalb weniger Minuten zu glätten und dass diese Glättung dann auch mehrere Monate andauert. Dabei wird aber nicht darauf eingegangen, wie das passieren soll oder aufgrund welcher Inhaltsstoffe dieses Ergebnis zustande kommt.

Davon abgesehen bin ich mir auch unsicher, ob es überhaupt funktioniert, da die Rückmeldungen und Rezensionen oft negativ ausfallen oder gar nicht existieren. Ich sehe auch nicht wirklich den Bedarf für die Verwendung dieser Cremes zum Bart glätten, da die beschriebenen Methoden ausreichen sollten, um die abstehenden Haare wieder unter Kontrolle zu bringen. Also lieber die Finger davon lassen!

Fazit

Am Anfang habe ich darüber berichtet, dass ein lockiger Bart auch immer lockig bleiben wird. Das stimmt so nicht ganz. Bei der Hitzeeinwirkung durch Föhn und Glätteisen werden Verbindungen der Haarzellen geschwächt, wodurch das Haar an Elastizität verliert und sich glätten lässt. Wenn das oft genug passiert, "merkt" sich das Haar diese Position und versucht sie wieder einzunehmen. Das ist zwar ein langwieriger Prozess, aber nach einer Weile wirst du definitiv einen Unterschied merken.

Falls du oft unterwegs bist und dein Bart erst im Laufe des Tages seine Form verliert, kann es auch sinnvoll sein, einen kleinen Bartkamm oder eine Rundbürste dabei zu haben. Diesen kannst du jederzeit aus der Hosentasche ziehen um die abstehende Barthaare wieder in Position bringen. All die genannten Methoden können natürlich auch kombiniert werden. Experimentiere einfach damit und finde die passende Vorgehensweise, welche deinem Bart den nötigen Halt gibt und in deine Zeitschiene passt.

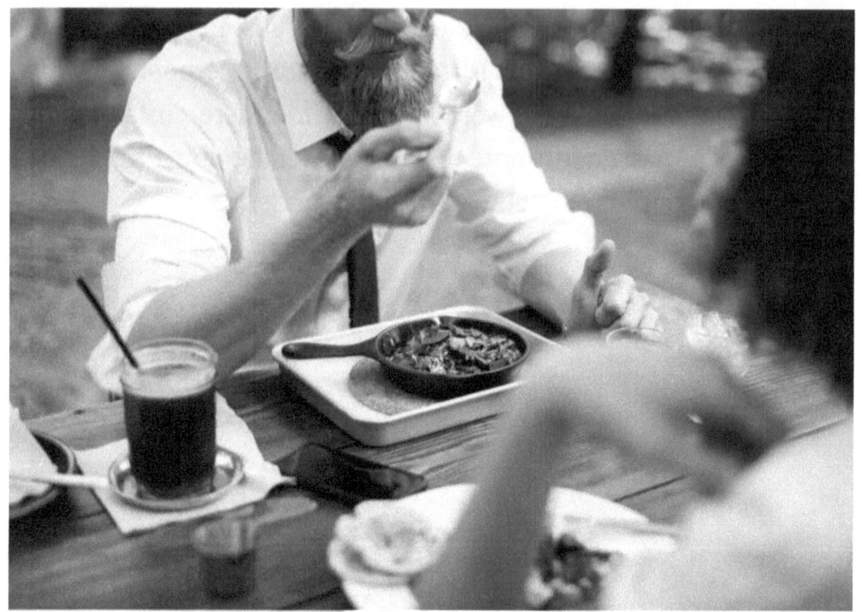

Wie dein Bart beim Essen und Trinken sauber bleibt

Mit einem Bart ist es leider oft unvermeidbar, dass sich ein Teil deiner Gerichte und Getränke in den Bart verirren. Oft fällt einem das Ungeschick gar nicht auf und erst später im Spiegel folgt die peinliche Realisation, dass man mit dem Nachtisch im Bart unterwegs war. Um dir diese Peinlichkeit zu ersparen, habe ich eine Liste von Methoden und Hilfsmittel zusammengefasst, die dafür sorgen, dass es gar nicht erst dazu kommt.

Welche Auswirkungen haben Essensreste im Bart?

Auf den ästhetischen Aspekt bin ich ja bereits eingegangen. Es sieht einfach sehr ungepflegt und peinlich aus und meistens bekommt man gar nichts davon mit, was die Situation noch schlimmer macht.

Aber auch davon unabhängig kann ein Bart voller Essensreste und Flüssigkeiten die Gesundheit und Hygiene deines Bartes stark beeinträchtigen. Umso mehr sich davon nämlich im Bart ansammelt, desto schneller können sich Bakterien vermehren. Im schlimmsten Fall führt dies zu Hautkrankheiten oder Pilzen.

Auch mit allen Tipps und Tricks ist es unmöglich, dass der Bart komplett sauber bleibt. Wenn ich von diesen Verunreinigungen spreche, meine ich übrigens nicht nur die sichtbaren Krümel, sondern auch winzige Überreste, die in den Bart eintrocknen oder sich unter den Barthaaren verstecken. Damit du den Bart wieder sauber bekommst, ist eine regelmäßige Bartshampoo-Wäsche unerlässlich. Wenn du unterwegs bist, kann auch ein Bartkamm helfen, um den Bart von Krümeln zu befreien.

Essen mit Bart

Allgemeine Tipps

- **Mundgerechte Stücke**: Das Essen mit dem Bart ist gerade dann problematisch, wenn die Happen zu groß sind, um sie auf einen Bissen runter zubekommen. Versuche deswegen immer so weit es möglich ist, dein Essen in mundgerechte Stücke aufzuteilen.
- Bei bestimmten Anlässen kann man Gerichte nicht zerlegen, weil sie bereits zu klein sind oder weil es lächerlich aussehen

würde. In diesem Fall gibt es leider keine andere Möglichkeit, als das Risiko einzugehen oder darauf zu verzichten.

- **Öffne den Mund weit**: Indem du deinen Mund horizontal statt vertikal öffnest, kannst du deinen Oberlippenbart aus dem Weg bewegen und einen möglichen Kontakt mit dem Essen so gering wie möglich halten. Fall du dir nicht sicher bist, wie du den Mund auf diese Art und Weise öffnest, sage einfach mal den Buchstaben "E". Am Anfang kann sich das etwas seltsam anfühlen, aber nach einer Weile wirst du keinen Unterschied mehr merken.
- **Bewege den Bart beiseite**: Wenn du einen längeren Bart hast und dieser sich bei Gerichten wie zum Beispiel einer Suppe gefährlich nah über dem Teller schwebt, kann es nicht schaden den Bart einfach mit der freien Hand näher an das Gesicht zu drücken.

Tipps für den Schnurrbart

Die Oberlippe ist der Teil des Oberlippenbarts, der am meisten Gefahr läuft, in Kontakt mit Essen und Trinken zu treten. Zudem wird jeder Schnurrbartträger früher oder später die Erfahrung machen, dass man beim Essen Barthaare in den Mund bekommt. Meistens folgt daraufhin ein möglichst unauffälliger Versuch, um diese wieder herauszubekommen. Mit den folgenden Tipps kannst du diese Situation verhindern:

- **Bewege die Barthaare** mit dem Daumen und Zeigefinger der freien Hand beiseite und halte den Mund auf diese Weise frei.
- **Nutze Bartwichse**: Mithilfe von Bartwichse und Bartwachs kannst du deinen Schnurrbart schon im Vorhinein so stylen und fixieren, dass er sich seitlich entlang der Oberlippe befindet und etwas Freiraum auf der Lippe bleibt.

- **Trimmen**: Die einfachste Methode ist natürlich, die Barthaare über der Oberlippen abzuschneiden, wobei ich das natürlich nicht mit gutem Gewissen empfehlen kann.

Tipps für kritische Gerichte

- **Chips und andere krümelige Snacks**: Beim Biss in einen Chip folgt ein Regen an Krümel, welche sich im Bart verteilen. Um das zu umgehen, hülle ihn mit deinen Lippen, bis er komplett eingeschlossen ist. Danach beiße ab und ziehe den Rest des Snacks wieder weg. Mit dieser Methode landen alle Krümel direkt im Mund und nicht im Bart.
- **Brötchen, Hamburger und Sandwiches**: Grunsätzlich sind diese Gericht unproblematisch, solange du sie mit Messer und Gabel isst. Falls das keine Option ist, ist es meistens einfacher, sie umzudrehen, damit die flache Seite nach oben zeigt. Sofern du das Essen selbst zubereitest, kannst du auch Soßen und andere "gefährliche" Zutaten zuallererst hinzufügen, damit sie besser fixiert werden.
- **Eis**: Schlecke das Eis lieber anstatt abzubeißen. Um auf eine Nummer sicherzugehen, wähle lieber einen Eisbecher statt den Waffeln. Wenn du das Eis löffelst, solltest nichts davon in den Bart gelangen.
- **Müsli und Cornflakes**: Bei allen flüssigen Gerichten gilt immer, dass du das Risiko mit einem Teelöffel minimieren kannst. Besonders in der Öffentlichkeit kann das aber etwas komisch aussehen.

Hilfsmittel

- **Messer und Gabel** : Bestimmte Speisen kann man direkt mit der Hand oder mit Besteck essen. Es ist jedoch fast immer einfacher, den Bart sauber zu halten, wenn man Messer und Gabel benutzt. Behalte im Hinterkopf nicht zu viel auf die Gabel zu laden und führe das Besteck immer von unten nach oben zum Mund.

- **Essstäbchen**: Mit ausreichend Übung spricht auch nichts dagegen, Essstäbchen zu nutzen. Mit diesen lassen sich kleine mundgerechte Stücke in den Mund befördern. Falls du beim Umgang unsicher bist, bleibe lieber bei dem klassischen Besteck und übe zu Hause.
- **Taschentücher**: Wenn du vorhast, unterwegs etwas zu essen, ist es sinnvoll, ein paar Taschentücher griffbereit zu haben. Man weiß ja nie, ob doch mal was daneben geht, und in diesem Fall bist du zumindest in der Lage, den Bart grobe Verunreinigungen zu befreien.

Manchmal ist es nicht vermeidbar, eine Sauerei im Bart zu veranstalten. Nachdem du zum Beispiel Spareribs verzehrt hast, solltest du aufjedenfall der Toilette einen kurzen Besuch abstatten und den Bart mit Feuchttüchern säubern.

Trinken mit Bart

Allgemeine Tipps

- **Flasche statt Glas**: Nachdem man das eine oder andere Bier genossen hast, kommt es schon mal vor, dass die Konzentration etwas nachlässt und man sich beim Trinken einen peinlichen Schaumbart aneignet. Wenn du also die Wahl zwischen einem Glas und einer Flasche hast, solltest du lieber Letzteres wählen.
- **Mit der Unterlippe trinken**: Das Trinken über die Unterlippe kann sich als sehr nützliche Methode erweisen, da damit die Flüssigkeit von der Oberlippe ferngehalten wird. Probiere es

einfach mal aus und bleibe dran, auch falls es sich anfangs seltsam anfühlt.

- Falls bereits was schiefgegangen ist und sich Flüssigkeit im Bart befindet, solltest du den Bart so schnell wie möglich trocknen, um Flecken auf der Kleidung zu vermeiden.

Hilfsmittel

- **Strohhalm**: Dieser ist fast überall verfügbar und befördert das gewünschte Getränk ohne jeglichen Kontakt mit dem Bart in deinen Mund. Bist du eher der Typ, der den Strohhalm bei einem Drink in der Bar beiseitelegt? Überdenke das lieber bei bestimmten Getränken noch mal und bewahre deinen Bart vor einem Ungeschick.
- **Thermosflaschen:** Bei Thermosflaschen ist die Mundöffnung typischerweise so klein, dass keine Flüssigkeit an deinen Bart gelangt und auch unterwegs nichts daneben geht. Das Prinzip ist schon lange bekannt und nicht ohne Grund bieten fast alle Coffeeshops und Fast-Food-Ketten ihr Getränke mit ähnlichen Becherdeckeln an.
- **Barttasse:** Damit der Bart beim Kaffeegenuss trocken bleibt, gibt es tatsächlich eine eigens dafür ausgelegte Kaffeetasse. Diese eignet sich auch perfekt fürs Büro und verhindert den peinlichen Anblick eines Milchschaumbartes. Im Übrigen ist es ein tolles Geschenk für andere Bartträger, die Kaffee und Tee nicht abgeneigt sind.

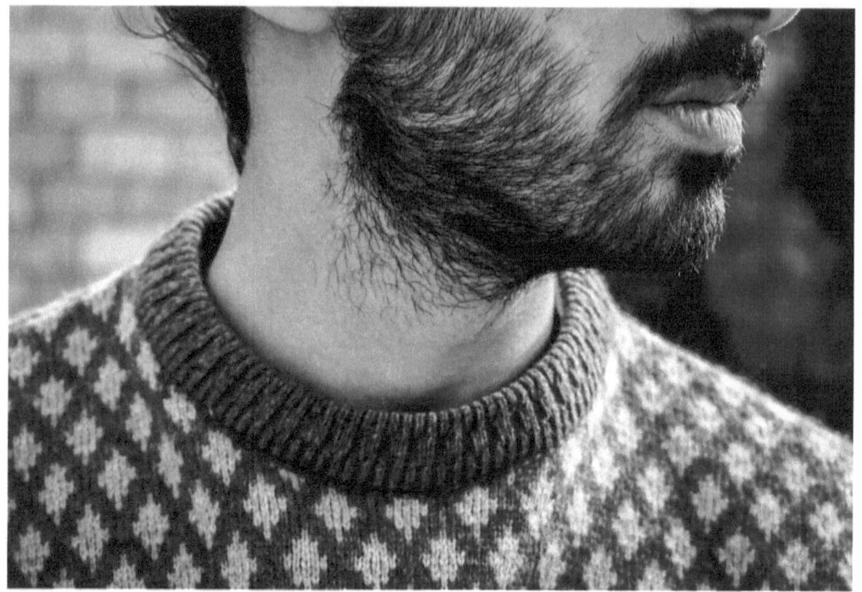

Bartwuchs anregen: So wächst der Bart schneller

Leider ist nicht jeder mit ausreichend Bartwuchs gesegnet, um sich einen dichten und fülligen Bart wachsen zu lassen. Das heißt aber nicht, dass man sich deswegen von der Idee eines prächtigen Vollbartsverabschieden muss. Es gibt einige Methoden und Produkte, um deinen Bartwuchs zu stimulieren und und dir auf diese Weise zu einem dichten Bart zu verhelfen. Da es zu diesem Thema oft viele Fehlinformationen und falsche Versprechen gibt, findest du in diesem Kapitel nur Informationen, welche wissenschaftlich belegt wurden oder von mir persönlich auf die Probe gestellt wurden.

Rege die Durchblutung an

Damit die Barthaare schnell und stark aus den Haarfollikeln sprießen können, müssen sie konstant mit Nährstoffen versorgt werden. Für den Transport von diesen ist der Blutkreislauf zuständig. Daraus lässt sich schlussfolgern, dass eine bessere Durchblutung für eine optimale Versorgung der Haarfollikel sorgt, was letztlich das Barthaarwachstum fördert. So ist es kein Zufall, dass die Wangen bei vielen Männern zu den Bereichen mit den meisten Lücken gehören, da diese schlechter durchblutet werden als der Rest des Gesichts. Mit den nachfolgenden Methoden kannst du deine Durchblutung auf natürliche Weise steigern:

- **Bürste deinen Bart täglich mit einer Bartbürste.** Dadurch öffnest du die Poren, entfernst abgestorbene Hautzellen und sorgst für eine bessere Verteilung der körpereigenen Öle im Bart. Neben einer gesteigerten Durchblutung beugst du damit auch anderen Problemen wie beispielsweise Schuppen im Bart vor.
- **Massiere deine Haut unter dem Bart.** Dies muss nicht allzu lang dauern, ungefähr fünf Minuten pro Tag sollten bereits einen spürbaren Unterschied machen. Durch die Gesichtsmassage verhinderst du im Übrigen auch das Aufkommen von eingewachsenen Barthaaren.

Verwende das Bartwuchsmittel Minoxidil

Wenn du online nach Bartwuchsmitteln suchst, wirst du auf eine Vielzahl an Produkten stoßen. In den Produktbeschreibungen von jenen ist oft von einer deutlichen Verbesserung des Bartwuchses die Rede. Man sollte bei solchen Versprechen aber zunächst immer skeptisch bleiben und die angebotenen Bartwuchsmittel ganz genau unter die Lupe nehmen. Denn in den meisten Fällen ist die Wirksamkeit nicht bewiesen.

Eine Ausnahme bildet Minoxidil, welches das einzige Haarwuchsmittel ist, dessen Wirkung durch Studien[3] belegt wurde. Ursprünglich war es als Arzneimittel gegen Bluthochdruck gedacht, wobei sich schnell herausstellte, dass es auch Auswirkungen auf das Haarwachstum hat. Minoxidil fördert nämlich in erster Linie die Durchblutung, was wiederum die Barthaare schneller wachsen lässt und sogar die Bildung von neuen Haarfollikeln zulässt.

Die Wirksamkeit von Minoxidil variiert ziemlich stark zwischen den Anwendern, wobei fast immer ein merkbare Veränderung feststellbar ist. Da das Bartwuchsmittel in den letzten Jahren stark an Populartiät gewonnen hat, findet man viele Erfahrungsberichte auf YouTube und anderen Plattformen. So kannst du dir bereits im Vorhinein einen Eindruck verschaffen, wie das Ergebnis bei dir aussehen könnte.

Es spielt nicht wirklich eine Rolle, welche Marke du wählst, solange 5 % Minoxidil als Wirkstoff enthalten ist. Generell würde ich dir aber zum Kauf der ursprünglichen Minoxidil-Marke Regaine raten, da man sich bei dieser sicher sein kann, dass es den Wirkstoff garantiert enthält.

Nebenwirkungen von Minoxidil: Ich möchte an dieser Stelle aber darauf hinweisen, dass Minoxidil wie fast jedes Arzneimittel zu unerwünschten Nebenwirkungen führen kann. Informiere dich deswegen ganz genau darüber, wie Minoxidil richtig angewendet wird und mit welchen Begleiterscheinungen zu rechen ist. Nur dann

---

[3] https://pubmed.ncbi.nlm.nih.gov/26893270/

kannst du abschätzen, ob ein erhöhter Bartwachstum das Risiko für dich wert ist.

Nimm Testosteronpräparate bei Testosteronmangel ein

Barthaare sind androgene Haare und ihr Wachstum wird durch zwei primäre männliche Hormone reguliert und aufrechterhalten: Testosteron und DHT. In einer Studie[4] wurde festgestellt, dass Testosteron das Wachstum und die Dicke der Haarfollikel steuert, während DHT direkt das lineare Barthaarwachstum fördert und die dünnen Vellushaare zu dickeren Terminalhaaren heranreifen lässt.

Wenn sich der Testosteronspiegel also so stark auf den Bartwuchs auswirkt, scheint es auf den ersten Blick natürlich eine "einfache" Lösung zu sein, dem Körper mehr Testosteron über andere Mittel zuzuführen. Dabei darf man aber nicht vergessen, dass das Geschlechtshormon auch andere Körperfunktionen stark beeinflusst und die Einnahme dieser Präparate mit großen Risiken verbunden ist. Schließlich wird dadurch der ganze Stoffwechsel des Körpers durcheinandergebracht, was unzählige unerwünschte Folgen hat und langfristige Schänden verursachen kann.

Davon abgesehen stellt auch die Beschaffung solcher Hormonpräparate ein Problem dar, da ein Rezept erforderlich ist und man dieses vermutlich nicht wegen ausstehenden Bartwuchs bekommt. Bei den Produkten, welche man online findet, ist dann nicht sichergestellt, dass diese eine Wirkung haben oder andere schädliche Inhaltsstoffe enthalten.

---

[4] https://www.ncbi.nlm.nih.gov/pubmed/7126460

Grundsätzlich sollte man also nur dann auf Testosteronpräparate zurückgreifen, wenn ein Testosteronmangel medizinisch nachgewiesen wurde und die Zufuhr unter genauer Kontrolle eines Arztes stattfindet. Wenn dies nicht der Fall ist, rate ich ausdrücklich von der Einnahme dieser Mittel ab.

Bartwuchs mit dem Dermaroller stimulieren

Beim Dermarolling oder Micro Needling werden die oberen Hautschichten mit vielen kleinen Nadelstichen durchstochen. Der dadurch ausgelöste Heilungsprozess sorgt für eine bessere Durchblutung un eine erhöhte Produktion von Kollagen. Dies hat zahlreiche positive Auswirkungen auf das Hautbild, vor allem aber stimuliert es die Haarwurzeln.

Für diesen Zweck kannst du dir einen sogenannten Dermaroller mit einer Nadellänge von 0.5 mm besorgen. Achte darauf, dass du den Dermaroller vor und nach der Anwendung desinfizierst und du der Haut genug Zeit gibst, um sich wieder zu regenerieren. Falls du unter Akne oder anderen Hautkrankheiten leidest, solltest du lieber auf das Micro Needling verzichten, da das Risiko einer Entzündung dadurch relativ hoch ist.

In einer Studie der Internationl Journal of Trichology in 2013[5] wurde geprüft, ob sich Dermarolling tatsächlich auf das Haarwachstum auswirkt. Wie das obige Bild aus der Studie zeigt, sprechen die Ergebnisse für sich. Man sollte dabei aber beachten, dass die Tests am Kopfhaar durchgeführt wurden, wobei ich beim Bart von einem ähnlichen Resultat ausgehen würden. Weiters konnten die Wissenschaftler beobachten, dass die Verwendung

---

[5] https://pubmed.ncbi.nlm.nih.gov/23960389/

eines Dermarollers in Kombination mit dem bereits erwähnten Minoxidil das Haarwachstum sogar noch mehr beschleunigt.

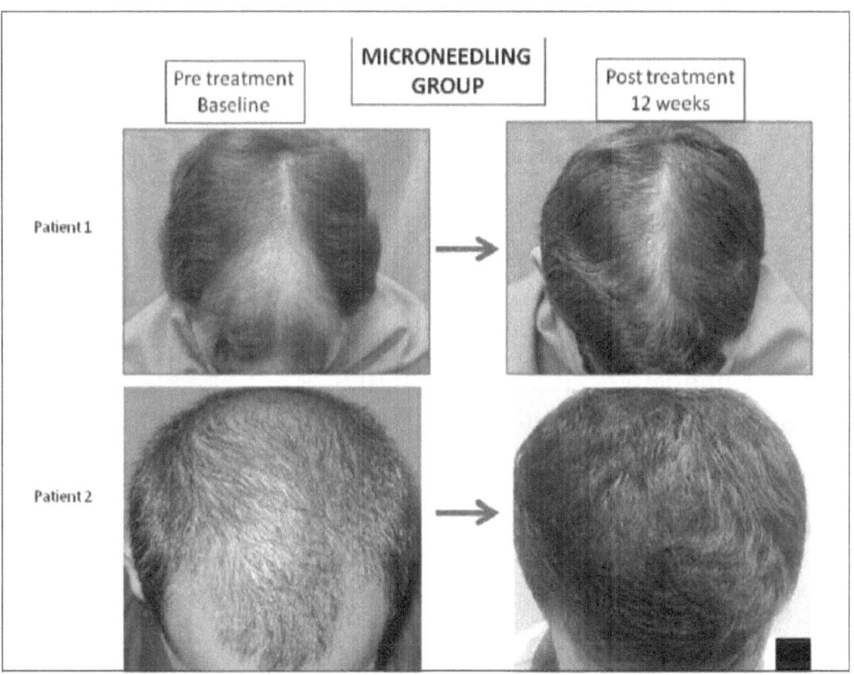

© International Journal of Trichology

Vitamine, Mineralien und Lebensmittel für das Bartwachstum

Obwohl es fast keine expliziten Studien darüber gibt, wie die Ernährung den Bartwuchs beeinflusst, bin ich dennoch davon überzeugt, dass sie einen Unterschied machen kann. Und zwar vor allem auf der Grundlage von Untersuchungen, die sich mit Lebensmitteln und deren Einfluss auf unsere Bartwuchshormone befassen: DHT und Testosteron. Alle Nährstoffe, die den Hormonspiegel erhöhen oder senken, sollten daher auch das Bartwachstum fördern oder unterdrücken. Auch ein Mangel an

Mineralien und Vitaminen kann sich negativ auf die Gesundheit und die Wachstumsrate des Bartes auswirken.

- **Proteine**: Sie gehören zu den lebensnotwendigen Nährstoffen, die ein wichtiger Bestandteil der täglichen Ernährung sein sollten, wenn du dir einen gesunden und dichten Bart wachsen lassen willst. Das liegt daran, dass alle Haare aus dem Faserprotein Keratin bestehen. Angesichts dessen bedarf auch das Barthaar einer proteinreichen Ernährung, um das Wachstumspotenzial zu maximieren. Zu den Lebensmitteln mit hohem Proteingehalt zählen unter anderem Hühnerfleisch, Schweinefleisch, Fisch, Rindfleisch, Tofu, Bohnen, Linsen, fettarmer Joghurt, Milch, Käse, Samen, Nüsse und Eier.
- **Zink**: Der Mineralstoff Zink trägt aufgrund seiner Fähigkeit, einen hohen Testosteronspiegel im Körper aufrechtzuerhalten, zu einem gesunden Bartwuchs bei. Es ist reichlich in Kürbis, Linsen, Austern, Kernen, Spinat und Rindfleisch enthalten. Eine ausreichende Versorgung des Körpers mit Zink kann sogar vorzeitiges Ergrauen von Haaren rückgängig machen und die natürliche Haarfarbe wiederherstellen.
- **Biotin**: Dieses Vitamin wird nicht umsonst "Haarvitamin" genannt und ist entscheidend für einen gesunden Bart, weil es DHT aus deinem Körper ausscheiden kann. Im schlimmsten Fall kann eine Unterversorgung des Vitamins zu einem Haarverlust führen. Achte deswegen darauf, dass du biotinreiche Nahrungsmittel in deine Ernährung aufnimmst. Hohe Mengen an Biotin findest du in Rinderleber, Hefe, Eigelb, Erdnüsse und Haferflocken.
- **Vitamin A**: Dieses starke Antioxidans hat mehrere Vorteile, was das Haarwachstum im Gesicht betrifft - einer davon ist die Förderung der Talgproduktion der Haut. Außerdem trägt es zur

Zellerneuerung bei, was für einen schnellen und gesunden Bartwuchs sorgt. Vitamin A kommt ausschließlich in tierischen Lebensmitteln wie Milch, Eigelb, Butter, Leber und Fisch vor.

- **Ingwer**: Seit Jahrhunderten wird Ingwer für medizinische und kulinarische Zwecke verwendet. Die moderne Forschung zeigt, dass die unscheinbare Wurzel auch die körpereigene Testosteronproduktion steigern kann. So zeigt eine Studie aus 2012, dass nach dreimonatiger täglicher Einnahme von Ingwer als Nahrungsergänzungsmittel der Testosteronspiegel in einer Gruppe von 75 Männern um 17,7 Prozent anstieg.
- **Omega 3 Fettsäuren** findet man vermehrt in Walnüssen und Fischen wie Lachs vor. Sie fördern das Haarwachstum und halten die Barthaare und die Haut weich und geschmeidig.
- **Wasser**: Die meisten Probleme im Zusammenhang mit dem Bart sind darauf zurückzuführen, dass es der Haut darunter an Feuchtigkeit fehlt. Deswegen ist es für einen gesunden und dichten Bart wesentlich, ausreichend Wasser zu trinken. Natürlich sollte man auch übermäßigen Alkoholkonsum vermeiden, da dieser abgesehen von vielen anderen negativen Effekten dem Körper auch Flüssigkeit entzieht.

Nahrungsergänzungsmittel: Natürlich ist es nicht einfach, all diese Nährstoffe durch eine ausgewogene Ernährung abzudecken, und gerade dann bieten sich Nahrungsergänzungsmittel wie Multivitaminpräparate an. Grundsätzlich solltest du die Vitamine und Mineralien jedoch so gut wie möglich über deine tägliche Mahlzeiten zu dir nehmen.

Oft werden diese Präparate als Haar- oder Bartwuchsmittel vermarktet, wodurch sie jedoch oft nur teurer sind. Du kannst stattdessen etwas Geld sparen und einfach auf ein vergleichbares

Vitamin- oder Mineralstoffpräparat aus dem Supermarkt oder online zurückgreifen.

Achte auf einen gesunden Lebensstil

Es wird wohl niemanden verwundern, dass ein aktiver Lifestyle eine Vielzahl von positiven Effekten mit sich bringt. Dazu zählt auch ein gesundes Hautbild und ein hoher Testosteronspiegel, was infolgedessen für mehr Bartwuchs sorgt. Den eigenen Lebensstil umzukrempeln ist allerdings leichter gesagt als getan und oft verfällt man schnell wieder in alte Gewohnheiten. Um das zu vermeiden, versuche nach und nach kleine Änderungen an deiner Lebensweise vorzunehmen. Denn bereits kleine Veränderungen können auf lange Sicht einen großen Unterschied machen und dich einen Schritt näher zum Prachtbart bringen.

- **Viel und "gut" schlafen**: Ich kenne das Problem nur allzu gut, dass man am Abend noch viel zu tun hat oder man sich selbst einredet, dass man auch mit ein oder zwei Stunden weniger Schlaf zurechtkommt. Tatsächlich haben aber Studien bewiesen, dass diese wenigen Stunden bereits erhebliche Auswirkungen auf den Testosteronspiegel haben und ihn stark mindern. Achte auch auf die Qualität deines Schlafes, um deinen Bartwuchs nicht zu verlangsamen.
- **Betreibe Sport**: Bewegung regt die Durchblutung an und ist wohl die effektivste Methode, um deinen Testosteronspiegel auf natürliche Weise zu steigern. Vor allem Gewichtheben und explosives Widerstandstraining können deinem Bart einen Wachstumsimpuls geben. Also ab ins Fitnessstudio!
- **Stress vermeiden und abbauen**: Verschiedene Studien haben gezeigt, dass Stress die Produktion von Cortisol im Körper

erhöht, was den Hormonspiegel von Testosteron/ DHT stark sinken lässt. Dies wiederum hemmt das natürliche Haarwachstum. Außerdem können durch Stress Blutgefäße verengt werden, was den Transport von Vitaminen und anderen Nährstoffen zu den Haarfollikeln einschränkt. Versuche also Stress um jeden Preis zu vermeiden und Methoden in deinen Alltag zu integrieren, um diesen abzubauen. Etwas Bewegung oder Yoga können dabei bereits einen entscheidenden Beitrag leisten.

- Du kannst es dir vermutlich schon denken, aber natürlich ist auch Alkoholkonsum, eine ungesunde Ernährung und Rauchen dem Hautbild nicht zuträglich. Diese Dinge zu vermeiden ist nicht nur ideal, um einen Bart schneller wachsen zu lassen, sondern kommt auch der allgemeinen Gesundheit zugute.

Vermeide diese schlechten Bartgewohnheiten

Um sich schneller einen Bart wachsen zu lassen, ist es nicht immer notwendig die Haarfollikel zu stimulieren. Stattdessen ist es oft der bessere Ansatz, bestimmte Dinge zu unterlassen. Tatsächlich führen viele Bartträger täglich Aktionen durch, die den Bart schädigen und ihr Bartwuchspotential verlangsamen. Um also das Wachstum deines Bartes nicht zu limitieren, vermeide folgende Dinge:

- **Zu häufiges Waschen mit Shampoo**: Mit diesem lässt sich der Bart zwar gut von jeglichem Schmutz befreien, es entfernt dabei aber auch die körpereigenen Öle. Diese sind jedoch unerlässlich, um die Barthaare gesund zu halten und Problemen wie Bartspliss vorzubeugen. Und da einige der fettlöslichen Hormone mit dem Talg mittransportiert werden, könnte dies auch das Bartwuchstempo beeinträchtigen. Verwende es deswegen nur zweimal in der Woche und wasche den Bart an den restlichen Tagen einfach mit Wasser.

  Falls du für die Bartwäsche noch ein normales Shampoo nutzt, solltest du außerdem so schnell wie möglich auf ein Bartshampoo wechseln. Dieses trocknet die Haut weniger aus und ist milder, was der vergleichsweise empfindlichen Gesichtshaut zugutekommt.

- **Übermäßiges Streicheln und Kraulen des Bartes**: Vermutlich hast du beim Lesen dieses Kapitels schon mehrmals deine Hand zum Kinn geführt und bist du den Bart gefahren. Das ist auch nicht verwunderlich, denn die Streicheleinheiten des Bartes fühlen sich einfach gut an und haben durchaus Suchtpotenzial. Wenn man es damit nicht übertreibt, ist das prinzipiell auch keine schlechte Sache. Wie bereits erwähnt, wie durch die Gesichtsmassage die Durchblutung angeregt, was wiederum den Bartwuchs anregt. Falls du deine Finger aber ständig im Bart hast, kann die Belastung in einen Verlust der Haare resultieren. Das Ziehen, Zupfen und Zwirbeln der Barthaare solltest du übrigens ganz unterlassen, da dies die Barthaare nur strapaziert und dir in keiner Weise zugutekommt.

  Ganz ähnlich verhält es sich mit dem Kämmen des Bartes. Belasse es bei ein paar Mal täglich und verwende einen hochwertigen Bartkamm, welcher so wenig wie möglich an den Barthaare zieht.

- **Belastung der Barthaare durch Hitze**: Um den Bart glatt zu bekommen, greifen viele Bartträger auf sogenannte Bartglätter zurück. Dies wird durch eine hohe Hitzeeinwirkung bewerkstelligt, was aber durchaus Schaden an den Barthaaren hinterlassen kann. Solange du aber die richtigen Vorsichtsmaßnahmen triffst und die nützlichen Gadgets nicht täglich verwendest, hält sich das Risiko in Grenzen. Für den täglichen Gebrauch empfehle ich Stylingprodukte wie Bartwichse, um dem Bart in Form zu bringen.

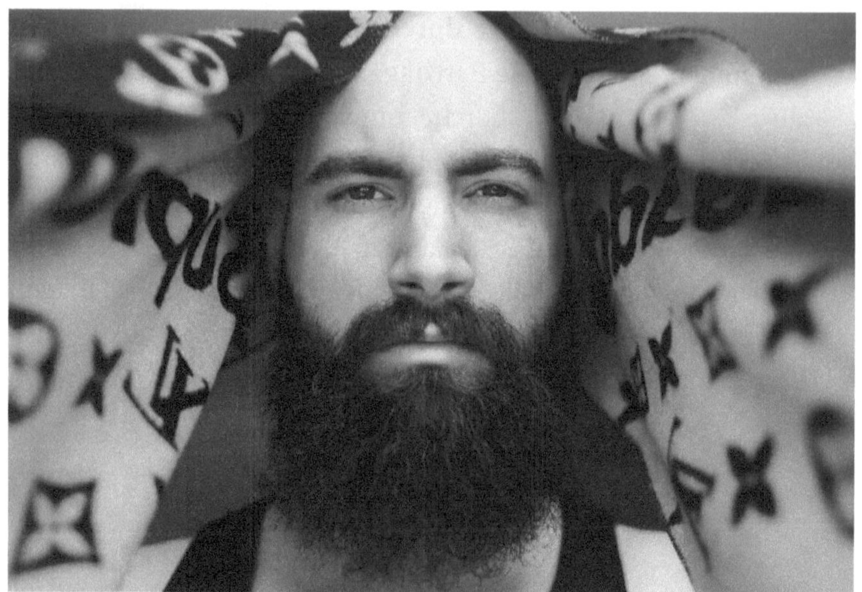

Bart trimmen und stutzen: So geht's richtig!

Beim Trimmen eines Bartes können viele Fehler gemacht werden und so ist es kein Einzelfall, dass der Bart nach einem gescheiterten Trimmvorgang direkt wieder abrasiert wird. Halte dich an die nachfolgenden Tipps, damit dir das nicht passiert und du das Beste aus deinem Bart rausholst. Danach wirst du genau wissen, welches Werkzeug du wofür benötigst und wie du perfekte Konturen schneiden kannst.

Barttrimmer oder Bartschere?

Für einen erfolgreichen Trimmvorgang ist es wichtig, das richtige Werkzeug dafür zu wählen. Je nach Anwendungsfall und Präferenz kann das entweder ein Barttrimmer oder eine Bartschere sein. Wenn du einen relativ kurzen Bart hast und diesen einfach nur in Form bringen möchtest, ist meistens ein elektrischer Barttrimmer die richtige Wahl. Dieser bietet in der Regel mehrere Aufsätze für verschiedene Bartlängen, wodurch du schnell und einfach zu einem guten Resultat kommst.

Unter einer Bartschere versteht man eine vergleichsweise leichte und scharfe Schere, welche speziell für die Bartpflege konzipiert wurde. Mit dieser stellst du sicher, dass die Barthaare sauber abgeschnitten werden, ohne dass du ein Zerren oder Ziehen verspürst. Sie eignet sich im Gegensatz zum Trimmer besonders für diejenigen, die bereits einen längeren Vollbart haben oder gerade dabei sind, sich einen solchen wachsen zu lassen. Mit der Bartschere lassen sich präzise einzelne Barthaare abschneiden, wodurch du den Bart in Form bringen kannst und er nicht an Länge verliert. Auch beim Oberlippenbart ist die Bartschere zu bevorzugen, da man in der Regel nur die überstehenden Barthaare kürzen möchte und nicht die darüberliegenden. Auf diese Weise wird sichergestellt, dass der Schnurrbart dichter aussieht.

In den meisten Fällen kommst du zu dem besten Trimmergebnis, indem du von beiden Hilfsmitteln Gebrauch machst und sie für bestimmte Schritte beim Trimmen verwendest.

Bevor du anfängst: Wasche deinen Bart

Egal ob du Bartschere oder Bartschneider nutzt, mit einem sauberen Bart lässt sich leichter arbeiten. Wasche also deinen Bart am besten mit Bartshampoo und befreie ihn von jeglichen Unreinheiten wie Essensresten oder Stylingprodukten, da diese die Beschaffenheit der Barthaare beeinflussen können. Warte dann ab und beginne mit dem Trimmen erst, wenn der Bart vollständig getrocknet ist.

Wie du deinen Bart mit einem Barttrimmer trimmst

1. **Kämme oder bürste deinen Bart an den Seiten nach unten, um den Bart von Knoten zu befreien.**
2. **Stelle die gewünschte Länge ein und trimme den Bart an den Seiten von oben nach unten.** Falls du dir noch nicht sicher über die gewünschte Bartlänge bist, fange am besten mit dem größten Aufsatz an. Arbeite dich dann langsam nach unten durch, bis du zufrieden bist. Grundsätzlich kann man hinterher immer noch mehr kürzen - allerdings nicht umgekehrt.
   In der Regel muss man die gleiche Stelle mehrfach trimmen, um wirklich alle Barthaare zu erwischen. Hör also erst auf, sobald du hörst, dass keine Haare mehr abgeschnitten werden.
3. **Trimme mit der gleichen Abwärtsbewegung den Kinnbart.** Bei ausreichend Bartwuchs, kannst du unter dem Kinn auch noch von unten nach oben trimmen, um diesen Bereich etwas auszudünnen.
4. **Entferne den Trimmaufsatz und trimme den Oberlippenbart mit dem Barttrimmer.** Orientiere dich dabei am Verlauf deiner Lippen. Ich empfehle den Wechsel auf eine Bartschere beim Trimmen des Oberlippenbartes, um ganz gezielt einzelne Barthaare kürzen zu können.

Ab einer gewissen Bartlänge kann es passieren, dass für den Barttrimmer kein geeigneter Aufsatz mehr verfügbar ist. Dann bleibt dir nichts anderes übrig, als den Bart vorsichtig ohne diesen zu trimmen und den Abstand selbst einzuschätzen.

Wie du deinen Bart mit einer Bartschere stutzt

Meisten nutzt man eine Bartschere dann, wenn man sich langfristig einen längeren Bart wachsen lassen will und den Bart nur in Form bringen möchte. Aber auch nach dem Trimmen mit dem Barttrimmer lohnt es sich, mit der Bartschere das Styling zu perfektionieren.

1. **Kämme deinen Bart ganz normal und glätte ihn so gut wie möglich.**
2. **Isoliere einen Strang an Barthaaren mit einem Bartkamm und kürze diese auf die gewünschte Länge.** Du kennst das Prinzip vermutlich schon vom Friseur, der das Gleiche bei den Kopfhaaren macht. Falls du deinen Bart weiter wachsen lassen willst, kannst du diesen Schritt überspringen.
3. **Mach dich im Spiegel auf die Suche nach abstehenden langen Barthaaren und stutze diese.** Stelle dich am besten vor einen hellen Hintergrund, damit die Barthaare besser sichtbar sind.
4. **Stutze die Barthaare unter dem Ohr**: Da diese nur dann gut sichtbar sind, wenn du deinen Kopf drehst, kann dabei ein Handspiegel eine große Hilfe sein.

Vermutlich wirst du am nächsten Morgen wieder abstehende Barthaare entdecken. Schneide diese einfach wieder ab und wiederhole das so lange, bis dir nichts mehr auffällt.

Wie du die Konturen trimmst

Zugegebenermaßen gibt es nicht den einen richtigen Weg deine Wangen- und Halslinie zu trimmen. Letztendlich ist es eine Geschmackssache und hängt ganz davon ab, was für einen Look du bevorzugst. So finden sich hohe und niedrige Konturen ebenso wie solche mit oder ohne Übergang - einige Männer lassen sie sogar ganz unangetastet, um ein möglichst natürliches Aussehen zu erzielen. Grundsätzlich solltest du dir aber bewusst sein, dass die Konturen einen Riesenunterschied für das gesamte Erscheinungsbild machen kann. Deswegen ist es durchaus sinnvoll, sich im Vorfeld von Fotos anderer Bartträger inspirieren zu lassen und darüber nachzudenken, was zu dir passen könnte.

Für das Trimmen der Konturen kannst du entweder einen Barttrimmer mit der niedrigsten Stufe oder eine Rasierklinge nutzen. Mit der Rasierklinge sind besonders markante und saubere Konturen möglich. Ich persönlich bevorzuge allerdings einen etwas natürlicheren Übergang und nutze einen Barttrimmer, mit welchem der ganze Vorgang auch viel schneller vonstatten geht.

Die Bartschablone als Hilfestellung: Wenn du noch keine Erfahrung mit dem Trimmen der Konturen hast, kann sich eine Bartschablone als nützlich erweisen. Diese gibt dir den Ansatz der Wangen- und Halslinie vor und stellt sicher, dass du beide Gesichtshälften symmetrisch trimmst. Meistens ist die Verwendung einer Bartschablone nicht mehr notwendig, sobald du die Konturen einmal festgelegt hast und sie weiterhin sichtbar sind.

Wie du die Halslinie schneidest

Bevor du mit dem Trimmen beginnst, musst du bestimmen, wo genau du Hand anlegst. Je nach persönlicher Vorliebe und Bartstil kann diese woanders liegen. Um dir aber einen Anhaltspunkt zu geben, zeige ich dir nachfolgend Techniken, welche für die meisten Bartträger anwendbar sind und zu einem guten Trimmergebnis führen:

- **Zwei-Finger-Methode**: Neige den Kopf nach hinten und lege Mittel- und Zeigefinger direkt über den Adamsapfel an den Hals an. Genau über dem oberen Finger befindet sich deine Halslinie. Je nachdem wie breit deine Finger sind, kann auch schon ein Fingerbreit ausreichend sein. Generell empfiehlt es sich, erst mal nur einen Finger zu nehmen, falls du das erste Mal die Konturen trimmst. Wenn die Halslinie danach zu niedrig liegt, kannst du den Trimmvorgang einfach noch mal mit beiden Fingern wiederholen.
- **Doppelkinnmethode**: Neige dazu einfach dein Kinn nach unten, um ein Doppelkinn zu imitieren. Es sollte sich eine natürliche Falte bilden, in welcher das Doppelkinn auf den Hals trifft. Merke dir diese Linie und trimme alles darunter weg.

Wie du die Wangenlinie schneidest

Damit der Bart sauber und gepflegt aussieht, ist eine saubere Linie zwischen den Koteletten bis zum Oberlippenbart nötig. Je nach Präferenz und vorherrschendem Bartwuchs kann dies entweder eine leichte Kurve (Curve Cut) oder eine gerade Linie (Step Cut) sein, bei welchem die Koteletten weiter nach unten rasiert werden.

Viele Männer haben aber bereits eine natürliche Wangenlinie, welche nur etwas gesäubert werden muss. Trimme oder rasiere dazu einfach die einzelnen Barthaare, welche über der Linie liegen. Eine natürliche Wangenlinie hat den großen Vorteil, dass du nicht ständig nachbessern musst und es keinem auffällt, falls du mal ein paar Wochen auf das Trimmen verzichtet hast.

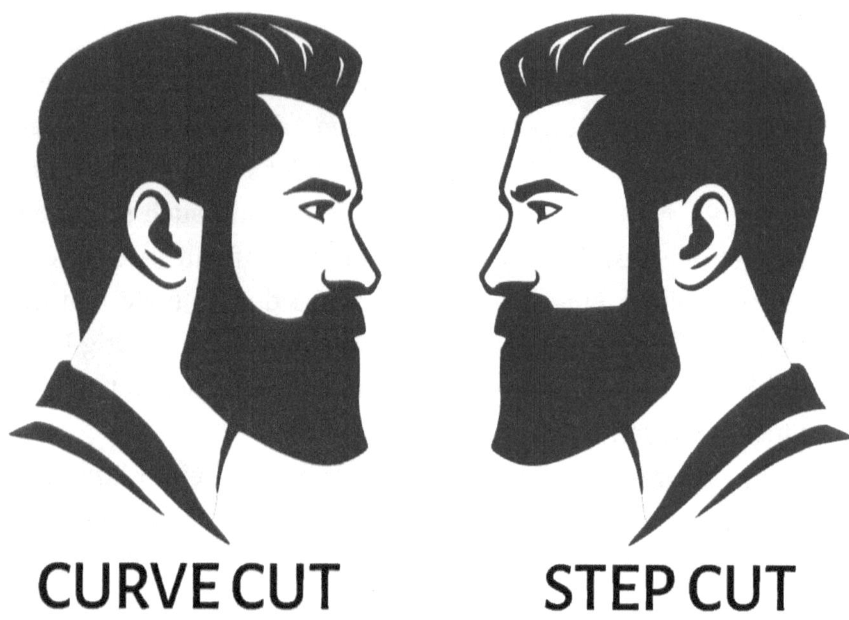

Doch lieber zum Barbier? Mit unseren Tipps sollte das Trimmen des Bartes kein Problem darstellen. Gerade bei den Konturen können wir aber durchaus verstehen, dass man anfangs Bedenken hat und keine Fehler machen will. In diesem Fall kann sich ein Besuch beim Barbershop lohnen, da dieser ganz genau weiß, wo er Hand anlegen muss. Nachfolgend kannst du ohne Bedenken selber den Bart trimmen, da die Konturen sichtbar sind und du dir keine Gedanken mehr darüber machen musst, wo genau sie liegen.

Nachwort

Vielen Dank, dass du es bis zum Ende dieses Buches geschafft hast. Ich hoffe, es war sowohl unterhaltsam als auch lehrreich.

Zum Schluss möchte ich dich, sofern dir dieses Buch gefallen hat, um einen Gefallen bitten. Ich würde mich freuen, wenn du eine Rezension auf Amazon hinterlässt.

Schau auch gerne auf meinem gleichnamigen Blog Beardify.de vorbei. In diesem findest du noch viele andere Beiträge rund um den Bart.

www.ingramcontent.com/pod-product-compliance
Lightning Source LLC
Chambersburg PA
CBHW031239250726
48655CB00005B/2017